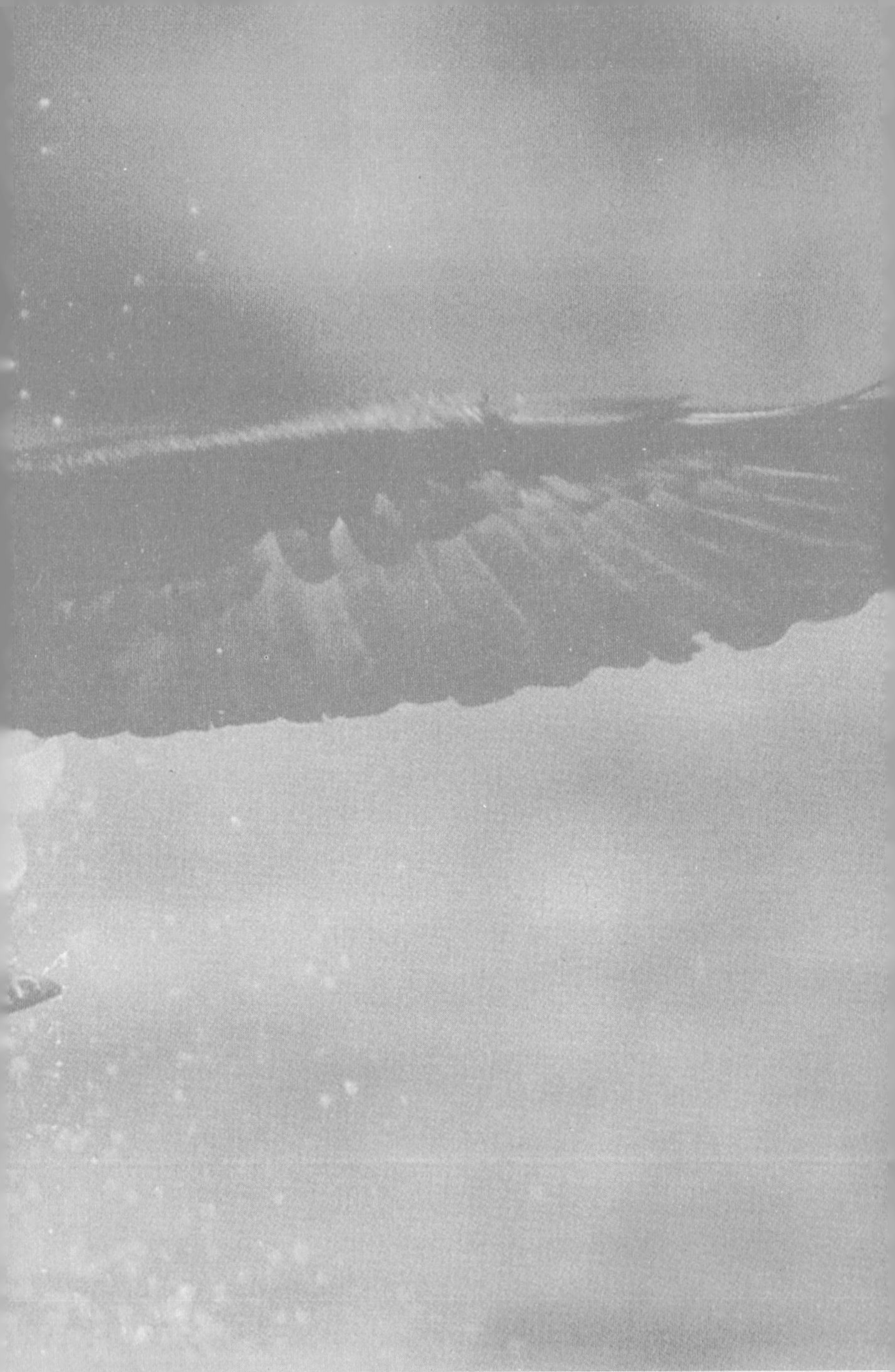

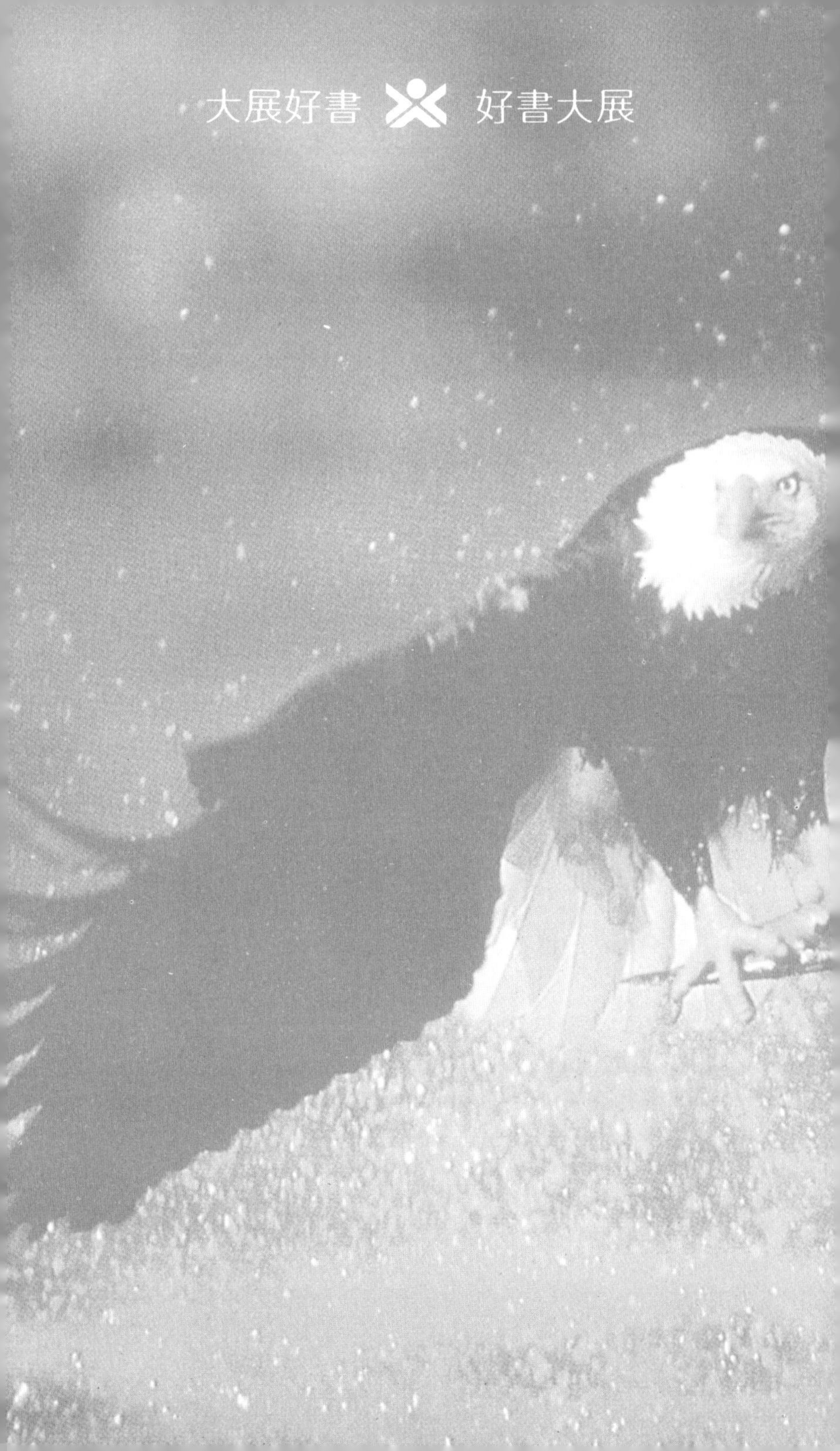
大展好書 好書大展

催眠健康法

蕭京凌／編著

95
健康天地

☆*☆*☆*☆*☆*☆*☆*☆*☆*☆*☆*☆*

序言

所謂「催眠」，乃在於能使身體獲得完全的休息。而催眠健康法的目的，則可使我們的身體得到充分的鬆馳，以達到第二天身心平衡，精神飽滿的最佳狀態。

一九八八年，日本學術團體「催眠醫學心理學會」嚴格招考「催眠研究生」，可以算是為研究「催眠」的學問，開展出一個更廣闊、更深層的空間。

由於催眠是一門有趣又切身的學問，因此，大眾媒體熱衷於報導有關這一方面的現象。不過，由於未經證實，許多的報導經常流於表面化，甚至造成讀者不正確的觀念。

有鑑於此，我出版了『催眠健康法』一書，希望能對各位讀者有所裨益。

☆*☆*☆*☆*☆*☆*☆*☆*☆*☆*☆*☆*

☆*☆*☆*☆*☆*☆*☆*☆*☆*☆*☆*☆*

☆*☆*☆*☆*☆*☆*☆*☆*☆*☆*☆*☆*

目　錄

第三章　為什麼會被催眠？

第四章　催眠，就在你身邊

第五章 讓你更健康——催眠活用法

第一章　日常生活催眠法

催眠現象

在奇妙的魔術舞台上，被施予催眠術的人，總是在一瞬間身體僵直，像失去自我意志般的受人控制。最近，在大街小巷中，我們也可以看見許多「催眠教室」的招生看板。

催眠術——一個乍聽之中極為聳動的名詞，事實上，在一般人的心中，它是個充滿問號的謎題。

而在一般舞台上出現的催眠魔術師，給人的印象不外是目光銳利，充滿了奇異的神祕感等等……。由於催眠魔術師能夠神奇地操縱著另一個人的意志，因此，大家都懷著毛骨悚然的眼光看待著這一切。然而，這究竟是怎麼一回事呢？

研究催眠術的大宗國——日本

簡單地說，催眠現象是可以由任何人直接引起。進一步而言，要施予催眠術，其實是一件很容易的事情。

大家或許還記得，從前曾有小朋友錯誤施予催眠術，因而造成壓迫頸動脈所形成的腦貧血，接著，再讓其大量吸氣，由後方抱住被施予者，造成血液中產生過氧狀態，此時，被施予者的意識開始模糊起來，他們把這種狀態稱為「催眠遊戲」。

這種「催眠遊戲」，其實是在真正的施行催眠術之前一種輔助的手段而已。因此，這類型的「催眠遊戲」，最好避免，因為它可能會造成許多意料之外的危險性。

催眠現象的興起，是最近這半個世紀以來的事。現在催眠術已被醫學家及心理學家廣泛地研究與探討。

其中，日本的研究表現極為傑出，已有不少研究者在國際享有盛譽。目前，日本在一學術團體「日本催眠醫學心理學會」，集合了許多醫學家、心理學家、教育學家、社會學家，共同研究、應用於心理學及生理學，並擴大應用於臨床實際經驗。

一九六八年，於京都舉行一項「催眠精神身體醫學國際學會」，日本開始興起更進一步的研討活動。各國對於日本的研討活動都寄予殷切期望，事實上，日本也不負衆望的貢獻出許多嚴密的研究成果。

不過，像那樣嚴密的研究成果，除了專門人士能夠理解之外，對於一般人而言，是毫無應用於實際生活上的可能。

因此，本書將嚴密的研究成果化繁為簡，以期有利於一般民衆。

不相信催眠及太相信催眠

如前所述，一提到「催眠術」，大家都抱著懷疑、不可思議的態度，或認為那是騙人的把戲而已。因此，我們很想替催眠術取一個正確科學的名稱，使一般人不再對它感到疑惑。而這個想法，也普遍地受到多數人的贊成。

但是，要如何正確的為它取一個新的名稱呢？這的確不是十分容易的問題。因為，這個新的名稱，必定要各位研究學者全數同意才有可能更換。因此，不管是「催眠法」，或是「催眠術」，都可適用於任何舞台表演或其它場合。

由於名稱的不統一，筆者決定採用「催眠」二字來表示催眠法或催眠術。

不過，名稱並不是真正的問題。我個人的願望之一，是希望大家能經由本書，得到正確的催眠觀念，並應用於日常生活中，對日常生活及工作有所助益，不致造成錯誤的應用。

事實上，許多催眠研究者、醫師、心理學家，時常有一個困擾：那就是前來求教的民眾，都深信「催眠是無所不能的」、「沒有什麼是催眠無法達到的」等觀念，大家對於催眠都抱著過高的期望。

相反地，也有不少人在深信「催眠是萬靈丹」之時，忽然會露出警戒不信的表情，認為「你又要向我推銷什麼東西」。

諸如此類的情形，不勝枚舉。不是抱著過高的期望，就是認為我們在耍伎倆，面對這種情形，實在令人不知如何是好。

不是騙人、亦非哄人的催眠

對於催眠，有許多人並不以為然。然而，他們為什麼會抱持著這樣的態度呢？

或許是因為大眾媒體總是把催眠術師塑造成一個外表冷酷、神祕兮兮的人物所致吧！那會讓一般人產生不可思議的奇思玄想。

催眠法術也讓人有「超自然」的感覺。或許在現在事事講求科學的時代，這種超自然的現象，大概被認為是一種騙人的詐術罷了！

因此，催眠就如同把黑的東西變成白的一樣，令人覺得不足為信。然而，這些畢竟只是一般的看法。最近，我做了以下的幾個反省。

許多研究催眠的學者，可能致力於催眠本身的意義，較少培養提攜後進學者，因此，很容易造成研究斷層的現象。

如此認真的研究學問，卻未注意到推廣應用在大衆的日常生活裡。因此，大家對於催眠，仍始終停留在不置可否的感覺上。這正是我們目前迫切須要改善及推廣的重要原因。

的確，在催眠現象中，有許多令人不可思議的狀態。但是，那決不是什麼超自然的現象。如果想要說明這些現象，可以從日常生活中的各種現象直接類推。

假如我們夠仔細的話，我們一定可以發現催眠現象實際上和日常生活的許多現象不謀而合。當我們恍然大悟時，也可以增加我們對於日常生活事物的理解力。

在日常生活中的各類情形與催眠相仿的實在很多，容我在後面再加以敍述。

第二章　催眠之「不可思議」

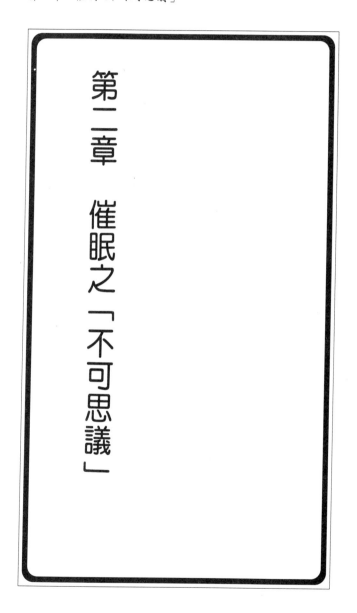

(1)催眠與睡眠的差異

錯誤的「催眠」知識

初次接受催眠的人，總會抱怨「我才沒有真正的被催眠」。這是怎麼一回事呢？這是因為他們對於「催眠」沒有抱持正確的觀念。

那麼，他們對於「催眠」的定義究竟為何？

當我詢問他們為什麼不覺得自己已經被催眠時，他們的回答大部份是「我覺得我的腦袋及意志都相當清醒」、「我的眼睛根本跟一般情形沒有什麼兩樣」。

另外，在對小孩子進行催眠治療時，父母通常會覺得十分緊張。「他如果按照你的指示去做，真的就會達到催眠的效果嗎？」

因此，我認為有許多人，似乎把睡眠和催眠混為一體了。

事實上，被施予催眠的人，大多是面無表情，宛如機械人一般任人擺佈。由於這種狀況，使得許多人以為他們的靈魂已暫時停止了活動，就如同在睡夢中一般。

但是，如前所述，被施予催眠的人，並不會認為自己有什麼不對勁。

當然，因為催眠這個字眼，很容易讓人解釋為「催促睡眠」；而安眠藥也常被稱之為催眠劑，這些都是讓人把睡眠和催眠混為一體的原因之一。

另外，研究催眠現象的學者，也因為把這項學問冠以hypno的字眼，很容易讓人把催眠和睡眠混為一體。

由於研究的學者都以hypno來稱呼催眠現象，更別說是一般大衆要如何正確的分辨睡眠和催眠的不同了。

催眠和睡眠有何不同？

催眠和睡眠之所以令人混淆不清，的確也因其有相同的一面。如睡眠中肌肉弛緩、運動性降低、反射動作遲鈍等等……這些現象，和安靜型、弛緩型的催眠有異曲同工之妙。

但是，諸如此類的相同之處，僅限於表面上極微的狀態。仔細研究的話，我們會發現其實二者之間有著許許多多的差異：如睡眠中的電氣抵抗質很強，催眠則否；當然，在催眠狀態中，亦有不少現象會轉化成睡眠狀態，這點我們可以從抵抗質中知道。除此之外，觀看脈搏、心電圖、呼吸、血液等，也可以了解其中的奧妙。

如果調查腦波，在睡眠狀態中，其腦波由一秒十下逐漸會呈現出有規則的狀態，接著，也會出現各種不規則的腦波。而催眠則沒有這樣的情形產生。

那麼，在催眠狀態中的腦波，是怎樣的情形呢？在催眠狀態中的腦波，會隨者當事人興奮或安靜狀況的差異而有不同的腦波頻率。有趣的是，腦波在一秒十下的狀況下，催眠中的 α 腦波比睡眠中的 α 腦波振幅還小。

由此可知，催眠及睡眠是不可任意混為一體加以談論。

以催眠引導睡眠

把一個已經進入睡眠狀態的被催眠者放在一旁不顧，他有可能從催眠狀態中醒來，也有可能直接進入睡眠狀態。

因此，有許多催眠學者將睡眠和催眠視為有關聯，也非毫無根據。

但是，對於研究催眠的學者而言，則有其必要將催眠性睡眠和催眠加以區分。

有趣的是，當在被施予催眠者的腦中想著「我快要睡著了」或「我好像已經睡覺了」時，他們的腦波就會呈現出一種和睡眠狀態完全一樣的腦波。

因此，在實驗區別睡眠和催眠的差異時，千萬不要把這種想睡覺的狀況當做實驗結果的一種。這是需要相當避免的。

(2)你的身體會起變化

催眠中的種種變化

在催眠過程中發生的生理變化，可以包括二種：一為催眠狀態中，生理上自然而然發生的變化；另二種則為催眠狀態中，某種特定的暗示性變化。

前者的變化會因為施予不同種類的催眠而有不同的生理變化，現在我們所要介紹的，則是在催眠狀態中某種特定的暗示性變化。

肺活量增加三倍

在催眠狀態中，大部份人的呼吸都會微弱下來，這是因為在催眠過程中，精神上的弛緩狀態被誘發出來的緣故。

在此，我們將介紹在催眠狀態中某種特定的暗示性變化。

在催眠狀態下，說出三種不同的話：一、「現在你好好地休息」。二、「現在你做一些輕鬆的工作」。三、「現在你要辛勤的工作」。在呼吸量方面，第二項是第一項的二倍半，第三項是第一項的三倍半。在氧氣消費量方面，第二項是第一項的二倍，第三項是第一項的二倍半。事實上，在催眠狀態中的身體，應該是安靜不動的，而其結果之所以有那麼多的不同，完全在於當事者如何想像自身的處境而有不同的反應。

根據研究報告指出，在催眠狀態中，施予任何感情上的暗示，如幸福、興奮、憤怒等等……，都足以使當事者的呼吸有所變化。

另外，肺活量也會因施予的暗示不同而有不同的變化。

不同的是，呼吸還可因個人意志的控制而有所變化，而肺活量是否也可因為人的意志控制而有所變化呢?目前還沒有確切的研究報告。

脈搏數會改變

有關在催眠狀態中，心臟跳動的次數是否會有所變化?有二種看法。其一是:不會發生任何變化。不過，也有許多研究報告指出，心臟跳動會有所變化的。在科學領域中，最令人驚訝的就是法博士的醫學報告。

法博士因為在醫院裡擔任替心臟病患實施催眠的工作，而對這個問題，有實際的研究。病患常因心理上的不信任及不安全，總會有不安定的狀況出現，因此，在心電圖上呈現出混亂的狀態。

此時，若給予暗示性的話語，如「你今天心情很好」等鼓勵性的話語，患者會從原本臉色蒼白、額前冒汗的情形，轉而在二~三分鐘後，恢復一般的狀態。

這些變化，我們也可以從心電圖或心音圖中得知。

這可以說是由於暗示性的話語而引起的生理變化。

此外，有研究報告指出，給予暗示性的話語，可以使原本跳動七八次的脈搏數，增加到一三五次。如果施予當事者有關不安、憤怒、恐怖等感情上的情緒話語，也可能使其脈搏有所變化。

手術時出血會減少

根據研究報告指出，患者在感到疼痛時血壓及脈搏會引起變化，若在此時，給予患者「不會疼痛」的言語暗示，並不會減輕患者的疼痛；相反地，若在沒有什麼嚴重狀況下施予「你很疼痛、你很痛苦」的言語暗示，當事者的血壓就會上升。

有關血壓方面的研究報告指出，若給予溫暖性的直接暗示，末梢血管擴張，因而血壓會下降。相反地，若給予寒冷性的直接暗示，血管會收縮，因而血壓會上升。事實上，溫暖性的直接暗示會使血管擴張、血流增加；而寒冷性的直接暗示，則會使血管收縮。

不過，也有的研究報告指出溫度的冷熱並不會影響血壓的高低。反之，若給予感情上的暗示，會對血壓造成不同的影響。

也有其它的研究報告指出：幸福、快樂的感覺會造成血壓下降；興奮、不快的感覺會造成血壓上升。

此外，在研究報告中亦指出，在治療牙齒的過程中，若給予患者「不疼痛」的言語暗示，患者則意外地會在手術過程中出血較少。這是因為血管收縮，出血量減少，血液易於凝固之因。

對於流鼻血的患者，或有分娩出血情形的產婦而言，若施予言語暗示，都有助於減少她們的痛苦。

熱能的消耗會改變

生物生存的條件在於必要營養的補給。而攝取到的養分，一部份留在體內，成為身體的一部份；其它的則提供了活動能力的熱能，這樣的一種過程，我們稱之為「代謝」。並且，不是在有活動時，才須要代謝，即使在我們安安靜靜時，我們也須要代謝所提供給我們的熱能。何況，人是屬於溫血動物，更是少不了代謝所提供給我們的熱能。因此，像這一種即使安靜時也會須要的熱能，我們稱之為「基礎代謝」。

根據研究報告指出，安靜時的基礎代謝和受到感情等情緒因素時而有的代謝，是有所不同的。

這個道理，和前面提過有關氧氣的消費量是一樣的。而有的研究報告也指出，如憂鬱、得意、焦躁等，並不會影響到代謝率；但如不安，恐懼等情緒，卻會使代謝率增強。此外，在從事勞動活動時，代謝率也會增加。

至於會增加多少的代謝率呢？雖然因為各個研究報告的結果並不一致，但有的研究報告指出，會增強到百分之二十五以上。相反地，使用自律訓練法自我催眠的人，其代謝率會比安靜時還下降百分之十五。

空腹卻有飽食感

腸胃的功能在於吸收並消化我們所進食的東西，因此，我們常說「生氣時吃東西是不好的」、「生氣時吃東西，難以吸收養分」。這都是因為我們的感情因素會影響腸胃的功能。

至於在催眠之中，感情的因素有些什麼影響呢？有研究報告指出，感情的暗示因素的確佔著一個相當大的比例。

例如，因為恐怖的感覺逼近，胃壁會停止運動；有不安或興奮的情緒時，腸的蠕動會加強；盛怒時，腸會激烈地運動，就好像要衝出皮肉一般的激烈；而悲傷時，腸會萎縮成一堆，人家說「相思斷腸」，並非毫無科學根據，根據X光的照射，確有其事。

而空腹時，肚子常會咕咕的響著，似乎在暗示著進食。

如果在催眠狀態中，給予進食的暗示，原來咕咕作響的空腹，居然不再感到飢餓。如果是在非催眠狀態中，則毫無效果。

消化液的分泌多少，可由消化器中得知。有趣的是，若給予「你吃的是好吃的東西」時，其消化液分泌增強；若給予「你吃的是腐壞的、難吃的東西」時，會有胃下垂的情況產生，並且，其消化活動將降至最低點。這也正說明了我們在進食時，應保持愉快的氣氛，才有助於腸胃的吸收消化功能。

無痛分娩

分娩與子宮收縮的關係相當密切。孩子出生時，是靠著子宮收縮，才有可能呱呱墜地。由於子宮內含有孩子及羊水，因此，子宮須要有收縮的能力。生產時，子宮的收縮稱為「陣痛」，而分娩後的收縮則稱為「後陣痛」。

而有關於「陣痛」及「後陣痛」，是否能經由暗示性的方法使其產生作用呢？

就婦產科而言，希望能藉著使用催眠中的暗示性方法，而達到無痛分娩法及和痛分娩法。

目前，這樣的研究報告並不太多。倒是有一份研究報告指出，若施予孕婦「妳生小孩時會引起陣痛」這樣的暗示性的語話，有引起人工早產的可能。

如果在分娩第一期時，自我催眠進入半睡眠狀態，可以有效地減短分娩的時間。這是因為身體逐漸舒緩，產道易於打開，也可能是因為子宮收縮的關係，目前我們還不敢肯定。但是，後陣痛時，初次生產的孕婦，幾乎不會感到十分虛弱，只是用此方法時，在分娩時，會有比較疼痛的情形發生。這是因為子宮收縮較為劇烈之故。

此外，亦有研究報告指出，用暗示性的方法，可以改變月經週期。

一般而言，兩個要好的朋友之間，若其中一位的月經開始來潮，另外一位的月經有時會比預定來潮的時間還早。也有人在非生理狀態許可下停經。這些都可能是暗示性的心理作用改變了生理狀態。

最後，有人研究是否可以利用暗示性的方法來增加男性造精的能力？至今，似乎還沒有一個肯定的研究報告。

尿的成分會改變

催眠中，若施予「舒服的感覺」等暗示時，水分、鹽分等的排出量會減少，相反地，若施予不快的暗示時，排出量則會增加。若施予「攝取較多蛋白質」時，尿中的酸蛋白梅及蛋白質分解物會增多。若施予「攝取較多脂肪食物」時，脂梅會增多。若施予「攝取較多的碳水化合物」時，麥芽糖梅會增多。

若施予「砂糖」的暗示，其血糖質會升高

血液中含有血糖，這是因為碳水化合物將糖分吸收。實際上，有研究報告指出，若給予「你吃了砂糖」或「你吃了蜂蜜」的言語暗示，其血糖會上升。反之，也有的研究報告認為並沒有這樣反應。

此外，還有研究報告指出，對於糖尿病患者或正常人而言，施予「你的胰島素增量」或「你的胰島素減量」時，他們的血糖量會起變化。另外，若施予感情狀態等言語性的暗示時，其血糖質亦會有所變化。

大家都知道，若血液中缺乏鈣離子，人會變得易於焦慮。因此，若施予興奮或鎮靜的言語暗示時，其鈣離子量會因而增加或減少。

所謂過呼吸症狀患者，即是他們的呼吸因過於激烈，而使血液中的酸素量增多。若施予呼吸緩和的言語暗示時，患者的血液酸度會下降，碳酸磷會增加。

油性皮膚的消失

皮膚的健康與否，和人的精神有關。在戀愛中的男女，他們的皮膚會特別光滑，相反地，人在受到精神上的刺激時，皮膚也會受到敏感的衝擊。

因此，心中在想著事情時，腦神經會將此訊息傳到皮膚。這是因為人在成長的過程中，皮膚與神經都有著密切關係之故。

至於腦神經及皮膚之間的關係如下：在卵和受精分裂時所增加的細胞中，分為外側、內側和中間。在外側的稱為外胚葉，最後會形成腦神經。意即皮膚和腦神經是來自同一根源。而內側的稱為內胚葉，最後形成內臟。而中間的稱為中胚葉，最後形成骨頭筋肉。

而我們可以利用催眠暗示法去除皮膚的油脂，並且，催眠得愈深，效果愈大。

還有的研究報告指出，若施予被燙傷的言語暗示時，事實上沒有被燙傷的人，也會以為自己被燙傷。另外，若施予唇邊有傷口的言語暗示時，只要輕摸當事人的唇邊，他們則會以為有疹粒出現的例子。

此外，有研究報告指出，皮膚壞血、出紅斑、血斑等症狀，也可用暗示性的言語來做治療。

治療花粉症

催眠亦可用於皮膚過敏、喘氣病患及花粉症病患者。

另外，生理的狀態亦會對催眠結果有所影響。許多的研究報告並不一定有相同的答案，這是因為因時、因地、因人的不同，而會產生不同的結果。

就催眠而言，也會因為施予暗示者和受予暗示者對言語的收受力、感覺力、理解力有所不同，而有不同的結果。況且，言語是一種模稜兩可的多意性產物，沒有人能夠把言語做一種科學性的二分法。

再者，何種程度的微妙引導，能夠引導當事者進入該有的假設狀態，而達到應有的效果，這也是一個相當重要的問題。

一般而言，間接的感情情緒上的言語，較易收效。當然，這也並非否認直接的生理暗示較不易收效。

然而，感情對身體的影響力極大，這是難以否認的。

因此，有許多的研究報告熱於研究此一話題：究竟催眠中所產生的生理現象，是催眠暗示所達成的效果，抑或是因為間接感情的因素呢？

在治療心悸亢進症時所使用的催眠場合，通常須要使用安定的感情暗示，使患者的心臟鼓動鎮靜。當然，關於這一點，我們一定要確認使用正確，才能確保病患的安全。

此外，若施予「心臟跳動快一點」或「心臟跳動慢一點」等直接的暗示時，大部份的人心臟跳動都沒有變化。只有一個人表示，當被施予「心臟跳動快一點」的暗示時，心中十分擔心因心臟加快，而對病情造成不良的影響，因此，他並不一定會按著被施予的言語去做。所以，我們也無從判斷這是因為感情言語暗示的影響，抑或個人純粹擔心不良於身體健康。

這也是後來我大大地鼓吹感情催眠法及新自律訓練法的一大因素。

(3)大大地提高集中力

女性擁有較大的潛在力量

由於現代人工作繁忙、壓力大，日復一日的一成不變，使得許多人產生工作倦怠症。他們憧憬著有如超人一般的體力，以便完成繁雜的工作。

此時，有許多學者表示，人的能力其實還有許多尚未被開發出來，也就是所謂的潛能；因此，有許多人極想開發出自我的潛力，以期在工作上能有更傑出的表現。

且先不論此一概念之是非，我們先來談談有關催眠的問題。

在催眠中，若施予「你的潛能十分強大，並且，若將這份潛能發揮出來，不會影響到你身體的健康」之暗示時，約有百分之五的男士和百分之二十的女士，其背筋力會有更強的力量出現。

一般而言，男士總是被塑造成強而有力，大無畏的形象；而女士總是較為嬌弱、恬靜。

因此，在日常生活中，女性其實擁有而被保留下的力量，很有可能在催眠的狀態中，毫無保留地展現出來。

身如硬棒的僵直起來

我們經常在電視上看見，在催眠狀態下的人，身體似乎硬棒般的僵直，供人在其身上如橋般的行走。

事實上，在催眠中，若施予「你的身體如硬棒一般」的言語暗示時，當事人通常會照辦，即使是在不很深的催眠中，一樣有效。

當身如硬棒時，身體似乎是被什麼東西綁住一樣，無法動彈，但即使是卸下了這層束縛，身體一樣沒有辦法任意動彈。

若施予「身體如麻痺般的沒有感應」的暗示時，身體真的會沒有任何力量去感應，就如同閃了腰一般。

這是因為被認為在催眠中，肌肉僵直、身如硬棒，是一固有現象，也是因為在催眠中，人的意志是難以控制的。

工作量平均增加百分之十六

連續工作的時間過長時，其效率也會下降。

例如，持續地拿著重量性的物品時，剛開始會精神抖擻，不過，只要過了一會兒，你就會感到疲倦。此時，若施予「運動有益健康」的言語暗示，肌肉負荷量又回到了原來的狀態。

因此，在催眠中的工作量，約比平時的工作量提高了百分之二到百分之五十三，平均約增加了百分之十六。

而工作量及工作效率與個人的疲勞感及其氣氛所影響的情緒有密切的關係。例如，在工作時，懷著一股衝勁來完成工作的，和漫不經心來工作的相比較起來，前者的效率要比後者來得好。

此外，情緒化的感情也會影響到人的疲倦程度。例如，在拳擊比賽中，勝利者總感覺愈戰愈勇，毫不疲倦；相反地，失敗者總感覺難以負荷，疲倦不堪。這就是因為情緒化的感情影響到人的疲倦程度。

根據研究報告指出，若在人感到疲倦時，施予「你很累了」等言語暗示，其意義是十分深遠的。因此，在疲倦時，若施予恰當的言語暗示，將有助於減輕工作上的疲倦。

對於須要用細心和微妙的心思才能完成的工作而言，在催眠中，會比一般正常狀態來得更得心應手。例如，將鉛筆筆尖輕微地放進牆壁的洞中，而不碰觸到其它的東西時，就是一項須要花心思的工作。

因此，在催眠中，若施予「你會正確地做得很好」時，其效果會大大地令人吃驚。

(4)你也能夠自在地控制自己的感覺

催眠可以改變人的感情

一般而言，在催眠中，人的感覺是相當地敏銳。因此，有的學者也想研究有關於催眠是否可以改變人的感情。

在催眠中，若心不在焉，胡思亂想，有可能降低其感應的效果。所謂「心不在焉，視而不見，聽而不聞」恐怕指的就是這個意思吧。

因此，心中在想什麼，就會改變了對外界物質的看法。

以下，介紹幾種改變的例子。

用催眠治療假性近視

據說忍者的眼睛一到晚上，就如同貓眼一樣，晶亮有神。而海軍們為了在晚上能早早地辨認出敵方的艦隊，也被訓練成有一雙能看遠方的好眼睛。在催眠中，的確有其研究報告指出，它可以治療假性近視。

各位是否知道眼力的觀測會隨個人的誤解而有誤差？以下附上二幅圖，等一會兒各位就會明白了。

根據實驗證明指出，人在一般狀況下的眼力都大同小異；但是，若在催眠中，施予「你要正確的注意」的言語暗示時，當事者的確會增加某種程度的注意力。

此外，在視覺上也有令人感到有趣的研究報告。若施予「你是個窮人家」的言語暗示時，當事者會將一枚金幣視為普通錢幣；若施予「你很有錢」的言語暗示時，當事者會將一枚金幣視為高額錢幣。

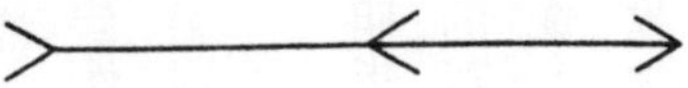

• 由於箭頭不同，而使直線長度感覺不同

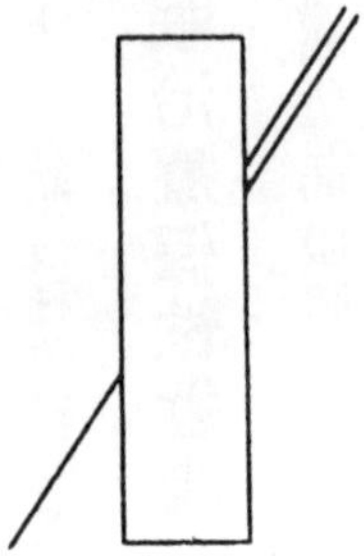

• 斜線相連看來與實際上有不同

此外，製作大小相同，但成分分別為鉛、銀、白金的硬幣三塊，讓人去辨認他們的大小。此時，大部份的人都會把較為貴重材料的硬幣視為最大的硬幣。

在催眠中，的確存在著幻覺現象與負幻覺現象。這是因為在催眠中，一切視線均是擴大而糊模的。

不過，也有別的學者認為，外界的物質仍然是映在視覺上，只是當事者本身認為沒有接收到視覺的影像罷了。

至於答案究竟是什麼呢？由於極難以實驗證明，因此，還沒有辦法下一個結論。不過，根據研究報告指出，瞎子或是幾乎歇斯底里狀態的人，仍然有腦波反應，這說明了光在瞳孔反射中，仍能發生效應。

此外，也有學者對色盲者進行研究報告。對一個完全沒有色盲的人說「你是色盲」、「你是紅色、綠色色盲」時，在進行石原式色盲檢查後，他們居然都被判定為色盲。

除了以石原式色盲檢查是否為色盲外，許多學者也使用了其它的方式來判定是否為色盲。當然，這結果也並非全部非色盲者都被判定為色盲。這可能也跟當事者當時的心態有關，不能一概而論。

聽覺會敏銳

在催眠中，可使眼睛更加清楚地看見遠方。同樣的，它也可使耳朵更加清楚地聽見聲音。事實上，有學者發現，極為細小的聲音（細小聲音的能聽度稱為聽覺刺激域）都能夠在催眠中被當事者聽見。

不過，如果只是在催眠中而未給予任何暗示時，當事者的聽力和平時是沒有什麼兩樣的。一定要施予「你的聽力很好」的言語暗示時，當事者的聽力才會比平時還敏銳。

簡單地說，想要改變聽覺的敏銳度，一定得施予言語的暗示。

相反地，是否可以使聽覺遲鈍呢？也就是所謂的重聽，甚至耳聾。根據研究報告指出，若施予「你是重聽」的言語暗示時，一百名大學生之中，有六名的聽力遲鈍，有十四名的聽力會嚴重遲鈍。當然，這只是在催眠中或催眠後一段時期（後催眠狀態）才會發生的情形，過後就會恢復正常。

治療偏食

至於在催眠中的味覺又是如何呢？在基礎實驗中，只有所謂的幻味（味覺的幻覺）。同時，若暗示一杯糖水為檸檬汁時，其唾液分泌會增加；若暗示一杯檸檬汁為糖水時，其唾液分泌會減少。

所謂偏食，不外是覺得食物的外表難看或覺得它的味道不佳而不願意吃。而最主要的原因，可能是對食物的味道有嫌惡。

在催眠中，若給予同一樣他原本所嫌惡的食物，但卻施予「這食物的味道很棒」的言語暗示時，當事者居然不再討厭這食物的味道了。

由此可知，催眠的確可使我們的味覺改變。

至於觸覺，目前還沒有詳細的研究報告，因此，在此不多做說明。至於在臨床上，觸覺和痛覺是分開成二部份來探討的。

催眠也能夠做為麻醉

眾所周知，催眠中的痛覺是可以受到控制的。例如，外科手術、牙科、無痛分娩等醫學上的問題，都可使用催眠中的痛覺控制來減輕患者的疼痛。

事實上，在催眠中，若施予「你不會覺得痛」的言語暗示時，當事者不但會自我相信，就連拿針刺他，他也毫無感覺、泰然自若。

不過，也有可能是他忍受著疼痛，臉上卻裝著若無其事的樣子。因為我們無法從外表來判定當事者究竟疼痛與否。

因此，學者們就從自我意志無法控制的皮膚的電質、呼吸的速度、脈搏的快慢等生理變化來進行研究的工作。

而研究的結果卻有二種相反的結果。一是「雖感到疼痛卻能忍住，表面裝著沒事」。另一種「和麻醉時完全一樣，根本沒有感覺」。

為什麼會有不同且相反的二種研究報告呢?這或許與不同的催眠狀態及程度有關吧!值得我們注意的是,在催眠中,若施予「無痛」的言語暗示,果真能減低患者的疼痛。

此外,不論皮膚電質、呼吸及心臟等生理上的問題,在牙科或無痛分娩上,凡是能使患者減輕痛苦,就可以應用得上。事實上,在大腿切割手術、無痛分娩、牙科手術時,因施予「無痛」的言語暗示而能使患者減輕痛苦的例子很多。

(5)催眠中豐富的想像世界

催眠使想像豐富

由於催眠時,當事者必須閉上眼睛,按照催眠者所給予的暗示,融合著內心深處的想像力,因此,他們的想像力會特別的活潑。

尤其,所謂「視覺心像」,指的就是並沒有外在的實際現象出現,但在人的心中會逐漸自己想像出一幅栩栩如生的畫面。在催眠中,會由一開始的茫然(稱為記憶心像)轉變成如同現實畫面一般（稱為幻覺心像）。

平常，幻覺是針對精神病患所提出的一種症狀，一般人是不會有幻覺的。事實上，一般人也會產生幻覺。例如，很累的時候，睡覺前、睡醒後，都會產生幻覺（稱為入眠時幻覺，覺醒時幻覺）。

此外，若服用海洛因、大麻煙、ＬＳＤ等藥，也會產生幻覺。

因此，在催眠中，也會有平常所沒有的想像力。

至於在催眠中的想像內容，也有不少的研究報告。

色彩想像是解開催眠之鍵

進入催眠時，色彩的視覺仍然和平時一樣。但若施予「你會看見這種顏色」時，當事者都會按著催眠者的言語暗示去想像。

一般而言，不論是單一色彩或混合多色彩，都會成為想像中的色彩。更有趣的是，大部份的想像色彩都相當鮮艷，甚至如彩虹般的七彩繽紛。

例如，我們一直凝視某一種顏色時，忽然把視線轉到另外一種顏色，在我們的腦中，仍然會留有第一種顏色。這種現象叫做彩色殘像。假如我們先凝視著紅色，接著再把視線轉到灰色時，就會出現另外一種補色——綠色。相反地，假如我們先凝視著綠色，接著再把視線轉到灰色時，也會出現另外一種補色——紅色。

至於在催眠中，是否也有這種彩色殘像呢？現在有許多學者還在研究之中。

為什麼要研究這種彩色殘像呢？

事實上，所謂彩色殘像，是因為光線刺激了網膜，而網膜就透過神經傳送到大腦，使腦海中產生了影像。而殘像就是網膜受到的刺激尚未消失所留下來的現象。

現在有許多學者十分熱衷於研究催眠中彩色殘像的效應，但到目前為止，仍然沒有一定的結論。

有的研究報告指出，在催眠中的彩色殘像是存在的，補色的道理是存在的。但是，也有的研究報告指出，這是因為當事者被施予暗示「有補色存在」，所以才會產生這樣的結果。

此外，有人以不知彩色殘像觀念的小學生為當事者，結果發現補色的道理並不一定會在催眠中出現。除此之外，種種複雜巧妙的實驗計畫一直在進行著，只是目前為止，仍然沒有一個定論。

催眠中也會做夢

正如前述，睡眠和催眠是不一樣的。不過，在催眠中，當事者也會做夢，因此，做夢也是一個熱門的研究主題，並且，也應用於心理療法及心理診斷上。

在催眠中，若施予「你會做夢」的言語暗示時，當事者真的會做夢。催眠中的夢境，是解答人們內心深處謎題的奧妙，也替心理精神問題，提供了一個良好的解釋空間。

在精神分析上，夢是無意識的一種衝動；夢也是為了心中難以解開的謎題，提供一個宣洩的管道。平時壓抑在內心的衝動，就可利用「夢」來達到象徵性的發生。因此，埋藏在夢中的，無非是一些心中的願望、衝動及心理上的糾結。此外，目前有許多學者，試圖利用言語性的暗示來證明夢中的象徵。

根據研究報告指出，夢的確如佛洛伊德所言，有其代換、壓縮、象徵化的作用。

目前研究催眠的學者，十分熱衷於研究夢中接受聽覺或觸覺的實驗。一般而言，在清早時，鬧鐘響了，我們就會醒來，但若是在夢中，就不一定會醒來，這是由於在夢中有著保護作用。

所謂幻覺，就是把現實中不存在的東西看成實際上存在的東西。

幻覺是精神病患常有的症狀。一般而言，正常人是不會有幻覺的。不過，如前所述，在正常狀況下，也有稱作入眠時幻覺和覺醒時幻覺等兩種幻覺。

所謂入眠時幻覺與覺醒時幻覺，乃因入睡或睡醒之時，精神機能的判斷力尚未完全恢復及適應，因此會有朦朧的感覺。

此外，幻覺也出現在特殊的場合。在宗教界，我們稱之為「奇蹟」，如聽見神語或看見神靈；又如在聖經中記載的：從天而降的葡萄酒及麵包，解決了人的飢渴，假如這是真實的，也必然是一種幻覺體驗。

事實上，在催眠中，若施予「你會看見〇〇〇」的言語暗示時，當事者真的會看見〇〇〇，若施予「你會聽見ＸＸＸ」的言語暗示時，當事者真的會聽見ＸＸＸ。因此，這也算是幻覺的一種。

而幻覺也包括了很多方面。如幻視、幻聽、幻味、幻嗅、幻感等……。

其中的幻視，我們把實際上存在，而看不到的稱為負幻視；而把實際上沒有，卻看得到的稱為正幻視。因此，若能將負幻視應用到負幻痛上，或許就能有效地減輕疼痛吧。

第三章　為什麼會被催眠？

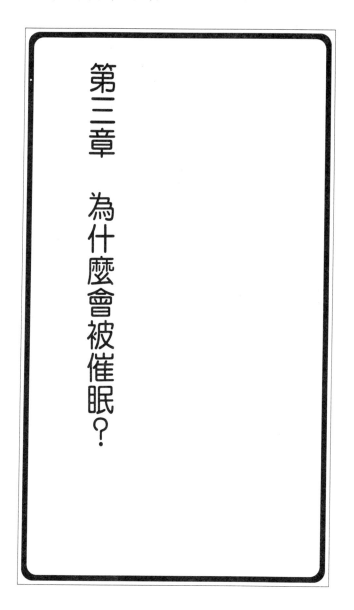

(1)解開催眠方法的知識

為了提高催眠療法的效果

以催眠來治療的方法稱為催眠誘導法。而此法的方式極多，甚至可以用無限多種方法來概括。

雖然這些方法是相當不同的，不過，根據基本原理，我們還是整理了一些方法，在以下的篇幅裏為您做完整的介紹。

一般而言，採用直接催眠時，可以很自然地跟小孩子說「你站在這兒，乖乖的，深呼吸……。」這種方式的話，就可以很容易的誘導小孩子進入催眠狀態。但是，如果對象是國中生，他們可能已經知道自己是來接受催眠的，因此，要懇切地告訴他們為什麼要接受催眠，讓他們在心理上不致有抗拒的現象。

首先，他們之所以接受催眠，是為了解決他們在生活上所遭受的難題。因此，要懇切地告訴他們，為什麼要施予催眠，為什麼催眠可以幫助他們解決難題，唯有誠懇而坦白的告訴他們，才可能達到催眠療法應有的效果。

正如前述，有許多人對催眠產生一種誤解，認為那是耍伎倆的玩意。因此，更該細心的解說催眠的真意，否則，當事者若仍不願相信催眠時，可能會造成更多的不安及障礙。至於該如何使當事者相信催眠的功用呢？我想最大的要件是在於誠懇地與當事者溝通，雙方都要有心意來解決問題，共同為了解決問題而努力。此外，更重要的一點是要特別注意當事者個人的心理狀況，看看他本人是不是很認真的配合催眠療法，這是相當重要的關鍵。

因此，雙方若沒有充分的互信互賴，想要有效地提高催眠效果，是相當困難的。

相反地，對於催眠抱著過大的期望，也是很危險的。雖然因為當事者有著很大的期望，所以在互相溝通上十分容易產生信賴感，但是催眠並不是萬能，也不是魔術，並非立即就可保證達到效果的。

因此，在沒有得到預期的效果時，當事者可能會想「咦，怎麼沒有用」，這不但會使他懷疑起催眠的效果，而且還會產生一份不信賴感。況且，若抱持著過大的期望，在催眠過程中，可能會因太過依賴治療者的言語暗示，自己本身就不去努力配合。

此外，對於初次接受催眠的人來說，可能會更加的不安及害怕。人在面對新鮮的事物時，通常會保持著極大的興趣。但是，反過來說，他也會感到不安、惶恐，這是因為他所面對的是一個陌生的東西。因此，很重要的一個課題就是：要懇切地告訴他催眠的真意，以期消除他的不安，至少，對他所提出來的疑惑，一定要好好地回答。

要做到這一點，可以用以下的幾點做基準：

(1)對催眠的真意進行溝通。

(2)對催眠的感覺及態度進行溝通。

(3)對催眠和當事者本身之間的關係進行溝通。

如果以上三點都已溝通完畢，就可以開始進行下一階段了。

順利進入催眠的方法

並不是只要具備催眠的知識就可以開始施予催眠。我們還要注意以下幾個條件。

雖然要特別注意其它的條件，但是，也不代表要做什麼不一樣的準備。只是當事者必須特別注意言語的暗示，才有可能進一步地進入狀況。

為了讓當事者的心情保持輕鬆，可以採用以下幾個方法：

⑴鬆下身上所有的束縛。如眼鏡、手錶、內衣等。

⑵屋內照明避免過亮或過暗，否則會影響當事者的心情。

⑶溫度以舒適為主。如攝氏十八～二十五度為理想。不過，只要屋內的溫度讓當事者感覺舒服即可。

⑷隔除雜音。

⑸鬆弛緊張的情緒。可以做一些輕鬆體操，或聽背景音樂。

⑹集中注意力。在屋內可放置一盞小燈，或利用鐘聲、節拍器的聲音，集中他的注意力。接著，反覆練習深呼吸。

接著，看看當事人的反應如何，再決定是否進行由淺入難的下一個步驟。

此外，若是初次擔任施予催眠工作的人，可能由於某種心理上微妙的關係，會不太好意思完全表達出自己的想法。因此，若是連施予催眠者都感到了不自然，更別怪當事者會感到不自然了！所以，要儘可能使自己自然、輕鬆，溫和地說出自己內心的想法，慢慢地將當事者帶入催眠的世界。

誘導——誰都能簡單做到的暗示

有了以上的基本概念後，我們可以開始進行簡單的暗示。其實暗示是很容易被人接受的。不過，在一開始時，最好避免讓人有荒唐滑稽之感，因此，最好先由淺入難，等到當事者已能接受簡單的暗示後，再視情形施予其它的暗示。

以下是有關暗示方面的技巧。

①身體動搖、後倒

讓當事者輕鬆的放輕身體，柔軟的放鬆自己。此時，身體不要碰到椅子，要他自己獨立站著，讓他的雙手放在肩膀上，你將他的手左右輕輕的搖動。如果當事者的身心已經完全的放鬆，他的雙手就會不自覺地跟著你的雙手而移動，如果此時他的雙手仍有自我的意識在控制時，必須注意讓他先好好地再鬆弛一下身心，才可以正式進入催眠的狀態。

一般而言，我們的肩、腰、膝及手足部位的力量較大，因此，鬆弛的重點該以這些地方爲主。

首先，讓當事者的腳跟和腳踝對齊，把身體的重心往下放；放鬆膝蓋的重力，讓腰漸漸地放鬆下來。並且，肩膀也要漸漸地放鬆，並配合緩緩的吐氣，以期達到完全鬆弛身心的效果。

此外，也可以試著做一些輕鬆的柔軟體操。因為輕鬆的柔軟體操對於放鬆身心有絕對的好處。接著，再按照以下的暗示進行。

「（手放在後背上）隨著我數一、二、三，你的身體會輕輕地往後倒。好，現在開始。我開始數一、二、三了。」

經過以上的暗示，再做個二、三次，大部份的人都會按照指示去做。特別要注意的是：須要慢慢地來，千萬可別太過緊張。

有時候，有人因為太過緊張而導致體力消耗，卻仍無法放鬆自己使身體向後倒。另外有些人，他們極不願意按照暗示進行，是因為他們缺乏安全感。因此，要對他們說「你不用害怕，你儘管放心去做」的言語暗示，儘量安撫他們。

此外，也有人發生往前傾的情形，這是一種反抗的心理。因此，該如何給予適當的暗示，是很重要的。

在給予當事者安撫性的言語暗示時，要儘量給其安全感，使他能獲得充分的安全感之後，才有可能放鬆自己而按照暗示去做。

不論是後倒、前傾或左右搖晃，用相同的言語暗示都能夠做到。

②移動兩臂

在其身體能夠後倒、搖晃之後，使其坐下休息。接著，將兩臂側放於一邊，再使兩臂緩緩向前移動合攏，此時，手掌正面朝上。接著，再施予言語性的暗示。請注意讓當事者的眼睛保持閉起來的狀態。

「現在讓你的手緩緩向前合攏。好，開始。這是出於一種肉眼所看不到的引力，將你的雙手緩緩向前、向前、合攏。緩緩地、緩緩地……。」

以極其平靜而自然的口氣這樣說著。一般而言，剛開始雙手移動時，可以告訴他「對了，就是這樣移動。漸漸增加引力的速度，合攏……」，反覆地施予言語暗示。

偶而也有暗示不靈的時候出現。遇到這種情形，須要注意。如果超過一分鐘後仍不按照暗示去做，就該告訴他手掌朝下，再給予一邊的手臂向下掉落的言語暗示，由於重力的關係，這樣的動作較易達成。而暗示的言語如下。

「（二手臂往前伸直）你的右臂開始下降、沈重。而左臂卻保持不動的狀態。好，輕輕地，你的右臂一直下來、下來、下來……。好，現在保持輕鬆愉快的狀態。」

接著，催眠者的右手同當事者的左手放在一起，讓他張開眼睛，看著你的右手。此時，給予他左手下降的言語暗示。張開眼睛的目的在於不但是言語暗示而已，它也包括了眼睛暗示，而這更有助於當事者的遵行。

當然，也有閉起眼睛仍然能夠遵行暗示的例子。

③手指交叉

在進行到二臂合攏的階段時，手指可相叉，穩穩地互相握住。雙肘輕彎，宛如祈禱狀，再進行有效的言語暗示。而其暗示如下所述。

「現在你的手指緊緊地互相交扣著。緊緊地交扣著，不論如何，不要輕易的離開。固定住它們，不要讓它們分開。即使越想把它們分開，他們會越用力地交扣著。現在，隨著我一、二、三的信號，他們會更加互相交扣著無法分離。好，我們來試試看。開始。現在，一、二、三，你看能不能把手指放開。」

如果施予以上的暗示時，他的手指仍緊緊交叉著，就表示此一暗示已經成功。接著，就施予使其肌肉放鬆、手指分開的言語暗示。

「你現在的手指緊扣著無法分開。但是，隨著我數一、二、三的信號，把你的手指放開看看。好，開始。一、二、三放開。」

如果其扣住的手指能夠分開，就開始進入下一個階段。但是，若不能順利進行時，大部份就難以再往下一個階段進行了。

在施予催眠心理療法時，最好能視當事者的狀態而施予深淺不同程度的言語暗示。

加深催眠的方法

如前所述，催眠有其深淺程度，而如何運用，完全要視當事者的狀態而言。但是，在深度催眠中，所具備的方法及技巧較多，在此一一介紹如下。

①凝視法

使當事者目不轉睛的看著一小盞燈或亮光之類的東西。由於不能眨眼睛，他的眼睛會漸漸地疲憊。此時，可以施予「好，你的眼睛盯著燈，不要眨。現在，你的眼皮漸漸重，想閉上雙眼睡一覺。」的言語暗示。

雖然凝視法是一般催眠入導法的代表性方法，但是，我本人卻很少使用這個方法。

②擺錘法

以長三十公分的繩子，繫上硬幣之類的東西，亦可代稱擺錘。而此法與凝視法相通。其暗示如下。

「一直看著擺錘，它開始搖動了。你看它真的開始搖動，漸漸地越搖越大，你想讓它不動都不行。」

如上所述，在其前後左右畫著圓圈也可達到同樣的效果。

③指尖強制接觸法

暗示伸直二手的食指，二手相互握著。再讓二手手指分開。不同特別暗示，二手手指會自然分開。而讓當事者張開眼睛看著分開的手指。

「現在手指逐漸互握，即使加以拉開也沒有辦法。」

此外，以前曾在小孩子間流行的一種催眠，由於是胸部壓迫法及頸動脈壓迫法，太過危險，在此，我一併省略。還有另一種叫瞬間催眠，就是突然讓當事者吃一驚，然後再立刻給予催眠暗示的一種催眠。由於吃驚是一種突如其來的狀況，因此，在臨床上，我總避免使用它。

事實上，這些都是和身體動搖法及後倒法並列為最基本的催眠導入法。像這樣簡易的基本暗示，大部份的人應該都沒有問題。接著，我們開始進入輕微的催眠誘導暗示。

正如前述，在可以進行下一階段的言語暗示時，可使其雙手放在腿上，並且施予「雙手往前滑，往膝蓋滑」的言語暗示，使其雙手滑到膝蓋上。其它諸如此類的言語暗示如：左手抬高等手部的言語暗示，都有助於深化催眠的作用。

到此為止，可說已經到達一般狀況的催眠導入法。之後，我們再繼續進入下一個加深催眠的階段。

深化——安定地引導進入催眠狀態的暗示

若按著以上的誘導手續去做，可以達到輕微的催眠狀態。但若想做更進一步地進入深度催眠，必須參考以下的手續。

①弛緩

鬆釋身心有助於愉快適意的感覺。而當事者若能將心中的安全感完全地放在催眠者身上，是十分有助於加深其催眠狀態。其暗示如下。

「好，現在把身體的力量完全鬆弛，完全鬆弛，非常輕鬆、舒服。好像從指尖及腳端都失去了緊繃的感覺。接著，肩膀、雙臂、胸、背、腰、腳都不再緊張，完全地放鬆。在身體完全放鬆之後，頭腦也會跟著放鬆，快適而穩定。」

②讓他數數目

讓他慢慢地數數目，也是一種加深催眠的方法。而且，也可以和弛緩的暗示合併進行。數目是從一到十數起也可以，或是倒著數也可以。

「好，現在要開始數一數了。我一邊數，你一邊會加速進入快樂的催眠中。要以輕鬆舒服的心情來面對。好，一、二、三……，逐漸你的心情輕鬆起來，而且愈來愈輕鬆……，好，不斷地、不斷地進入催眠狀態，好，四、五、六……。」

此時，有可能加深進入催眠狀態，也有可能使其開始想睡覺。因此，在給予暗示時，須要嚴密。

③心像暗示

視覺的心像是我們著重的要點。並且，要在一個鬆釋下來的場面，效果會更好。即使只是含糊的暗示「是一個風景優美的地方」，也可以達到艮好的效果。此外，也可以讓當事人腦中浮現著階梯，讓他數一數階段。這種階梯的暗示，可以說是與前述數數目的暗示有異曲同工之妙。

此外，許多人易傾向於接受「花的暗示」。

「現在你想像著自己在原野（海邊也好、湖泊也好），你的周圍有廣闊的草原、美麗的花朵。這是一個寧靜溫和的地方，因此，你的身體也完全地放鬆，心情是十分舒暢的。（選擇海邊或湖泊可以自選，或直接描繪風景亦可）。」

「現在你想像你正站在樓梯上。這是一座綿長的樓梯。好，你現在一階一階的走下去，越走一階，你的身心越會進入加深的催眠狀態之中。好，現在慢慢地走下去看看，一階又一階，不斷地進入輕鬆的催眠中。」

「閉上你的眼睛，卻可以看見美麗的花朵。好，一、二、三，你看見了美麗的花朵。」

如上之暗示進行，許多人會身歷其境般的宛如置身其中。

這種現象稱為催眠性幻覺。例如，讓他幻視著美麗的花朵，美麗的花朵就會出現在他眼前。此時，若給予「把花摘下」的言語暗示時，他們不但會把想像中的花朵摘下，並且還會製做成花束。

④健忘暗示

健忘現象是我們判斷當事者是否已經進入程度催眠的一個重要線索。不過，健忘暗示較適用於小孩，對於成人而言，反應較不明顯。

所謂健忘，當然指的是本該知道的東西卻把它忘記了。例如，年齡、姓名等。

用手支撐著頭，輕輕地轉動，再施予暗示，這麼做是為了增加暗示的效果。

一開始，有人的脖子會開始僵硬，接著，有一股抵抗力支持著他，使他無法按著暗示去做。遇到這種情況時，我們要重新緩和他緊張的身心，重新再一次施予健忘暗示，並告訴他「好，我們再重新來一次」。

「現在我要開始數到五，而你，也在腦海中跟我一起數一數看。當你數到五時，你就要忘記你的名字、年齡、今天的年月日。不論如何的去想，都沒有辦法想起來。好，一，頭腦中一片空白；二，更加地茫茫然及鬆弛；好，三，頭腦裡都空空的；四，好，完全忘了；五，完全忘光光了。不論如何，都想不起來了。好，今天幾號呢……，你今年幾歲呢……？你的名字是……？」

若施予上述暗示，就可以加深催眠的程度。

而這種方法，也是在催眠場合中相當實用的一種技巧。

此外，再可根據當事人個人的回答問題，施予進一步的輔導措施。

完全地解除催眠

如果要解開催眠，就要按著以下的暗示進行。否則當事者會一直保持著茫茫然的狀況。

「好，現在再數到五。現在隨著數數目，你的頭腦及身體要逐漸恢復意識知覺。非常爽朗的睜開你的眼睛，並且不會把催眠之中發生好事情再重新發生一次。並且若非是在正式的場所被施予催眠，是不會再接受催眠的。這是沒有任何副作用的，你的感覺只是一片爽朗舒暢。好，現在開始數一，心情逐漸好起來了；二，更爽朗了；三，從催眠中醒來；好，四，現在醒來了；五，把眼睛打開，心情很舒暢吧！」

若施予以上的暗示，大部份的人都能從催眠之中完全醒來。須要注意的是，不要在當事者面前頻頻問道「有沒有覺得不舒服」或「心情好不好」這一類的言語，因為假如你這麼問，他反而會有很奇怪、很不舒服的感覺。因此，最好能讓他身心放鬆，休息一下，或閉目養神，以期回到正常的狀態。

(2)信號催眠法——輕鬆簡單的做到

在短時間內能催眠對方的方法

一般而言，若能用以上方法，慎重的施予當事者，都可以達到誘導催眠的效果。而反覆地施予催眠暗示，有助於提高當事者進入催眠狀態，這種狀態一般稱為被催眠性提高或催眠學習者。有時候，也可以運用簡單的技巧，使當事者進入催眠之中。

有一種方法稱為記號催眠。這是運用拍肩膀、數拍子等做為信號，使其進入催眠之中，有時甚至不必運用誘導法，也能成功地將其帶入催眠狀態。

這就是與偏食矯正的情形一樣。那時，學校的餐廳為了矯正學生偏食的壞習慣，在與他們的家長達成共識後，由我為學生們進行催眠的矯正偏食。由於學生人數很多，無法做個別催眠，因此，把他們集中起來一起進行催眠。這樣的方式我們稱為集體催眠。而事實上，集體催眠的效果，並不比個別催眠的效果來得遜色。

集體催眠的信號暗示如下：「好，現在我一拍手，你們就會進入深度催眠。但是，這只限於我拍手的時候，你們才會進入催眠之中，別人拍手時，你們千萬別聽進去。因為只有當我拍手時，你們才會進入深度催眠，所以，你們儘可放心的去做，毫無疑慮。」

以上的信號暗示，可以反覆多做幾次，以加深當事者的信心。

(3)從淺度催眠進入催眠狀態

從淺度催眠之中發現出類拔萃的效果

試著在當事者耳旁叫出他的名字。當然，這是要配合他進入催眠的深淺程度而定。例如，進入深度催眠的人，即使是大聲呼叫他的名字，他都不一定能醒來；而進入淺度催眠的人，即使是小聲地呼喊他的名字，他都有可能聽得見。因此，確定要在使當事者不會醒來的狀況下，調整聲音的大小。

此時，當事者若開始翻身，或喃喃自語，這是因為他還在朦朧的夢境之中。而進入深度催眠的他，因為忽然接收到外界的呼叫，開始起了一點點反應。如果當事者有了以上的狀況，那就表示我們該適當調整音量，再進入催眠的暗示。

不過，這個方法有一個大弱點，一旦讓他醒來的話，本法就宣告失敗。

而在淺度催眠中，當事者較易接收到外界的訊息。這個道理同於前一陣子很流行的睡眠學習法，也就是在睡眠中學習並記憶外來的知識。

此外，還有一種新產品「睡眠器」的問世。這種「睡眠器」會發出如雨滴般的規律聲響，或以大概一秒鐘十次的頻率將弱電流進入腦中，使其逐漸入睡，或以同樣的方法進入身體，也可以達到同樣的效果。也有的是使其聽二〇〇〜四〇〇的音波，使其在朦朧昏沈時，順利進入睡眠之中。

(4)機械催眠法——更有效地鬆釋心理

學會鬆釋方法的裝置

上述的睡眠器多半使用在失眠的人的身上，或者，再從將要進入睡眠的狀態中，進入催眠的效果。此外，也有人發明了機械催眠法，這種方法是同於誘導法中的凝視法。若讓當事者凝視著閃爍不定的燈光時，他很可能會進入催眠之中。同樣地，機械催眠也是利用同樣的原理來達到催眠的效果。

將迴轉的渦卷慢慢地向中心吸進，再慢慢地由中心向外擴散。此時，當事者的心情也會隨著渦卷吸進、擴散，如此一來，就可以導引他進入催眠之中。

此外，也有一種是自我催眠的機械催眠法，我們稱為生物裝置法。

生物裝置法是最近才流行起來的。不過，它是根據腦波中皮膚電氣抵抗及指尖容積脈法與精神的緊張度做為配合及參考的。

平時我們很難知道自己的精神狀況究竟達到那一種程度。有時為了鬆弛自己的身心，反而引起更大的緊張。

因此，機械催眠法提供了我們一個知道自己精神緊張狀態的好方法。

(5)藥物催眠法——從緊張中解放

心中的朦朧感消失

除了醫師之外，痲醉劑不能任意的使用。不過，在此僅提供一點簡單的說明。

使用痲醉劑可以使病患失去意識，以減輕痛苦。但是，自痲醉中醒來時，由於還在半意識狀態，許多人竟會滔滔不絕地把平日隱藏的秘密說了出來，不少的家庭糾紛便來自於病患說出了外遇的祕密。

此外，也有使用安蜜妥、塑膠性痲醉藥及伊索蜜妥進行面談的例子。其中又以使用伊索蜜妥的例子最多。使用於治療精神官能症時，往往可使當事者將內心的感受說出來。因為能說出內心的感受，專家們皆認為有助於治癒的效果。

而使用安蜜妥及伊索蜜妥的例子很多，通常在治療精神官能症的患者時，較常使用。因為他們具有解放平日壓抑意識的效能，可以緩和患者的過度緊張。

有時，人會因為對自己缺乏信心，不敢將心中的話完全說出來，或是害怕自己說錯話而得罪別人，而不敢說話。我們通常會把這種害怕壓抑起來，但是一旦到了自我意識無法控制時，就有成為精神官能症的患者的可能。因此，在半麻醉的狀況下，這種害怕會慢慢消失，患者會開始將心中的話完全說出來。

在這種狀態下，患者也有可能回憶起童年往事或過去的種種，並且對外界的刺激會有較為敏感的反應。因此，麻醉常被使用於誘導當事者進入催眠狀態的一種方法。

從麻醉中所製造出來的催眠狀態

在意識消失之前要停止麻醉。此時，若麻醉量過多，可能會造成全身麻醉的狀態；相反地，若麻醉量不足，亦無法達到效果。

而使用麻醉來誘導當事者進入催眠狀態的原因大致有二：

一是，麻醉是一種手續簡單的誘導方式。

二是，當當事者強烈排拒手續繁複的誘導方式時，可以使用麻醉，一樣有達到效果的目的。

不過，若在打了痲醉劑之後，不施予任何暗示，當事者會直接進入睡眠狀態。因此，在痲醉作用開始生效時，就要給予暗示，當事者才會進入催眠狀態。

按：一般使用藥品，舉列如下。

氯鉢、安蜜妥。將痲醉劑注射入靜脈，剛開始當事者的呼吸會急促，就在此時給予暗示，就可以誘導其進入催眠狀態。

⑹集體催眠法——大大地節省時間和勞力

短時間內就能提高效果的集體催眠法

以上所提的都是屬於個人催眠法，事實上，催眠不僅僅是個人的，它也可以是集體的。

況且，若獨自一人接受催眠，可能會有不安及恐懼感，若大家一起接受催眠，即有助於提高進入催眠狀態之效果。

此外，集體催眠有助於研究心理學及醫學的學者便於挑選適合施予催眠者。否則，若要一個人一個人個別施予催眠，才能得知誰適合、誰不適合，也未免過於花費時間了。

其它如在學校進行大規模的偏食矯正、提高讀書效率及學習興趣等的催眠，若要一個人一個人個別催眠，是無法實行的。因此，集體催眠在此就能輕易地解決這個問題。

這種現象稱為社會促進現象。當大家一起接受催眠時，會比個人接受催眠時來得積極。

集體催眠的利與弊

集體催眠固然有其方便之處，但這並非意味著它沒有缺點。以下，就集體催眠之利弊做幾點說明。

每個人對催眠的感受力各不相同，因此，在集體催眠時，不能將大家一視同仁的施予同樣程度的暗示與催眠。由於每個人的感受力各不相同，因此，在集體催眠中，施予催眠者必須要多加的考量及配合技術的運用。如果我們把催眠的焦點放在那些易受催眠的人的身上，當他們已經順利地進入催眠狀態，但是對其它人而言，也許根本尚未進入催眠狀態，因此，適切的誘導是很重要的。

相反地，若把焦點放在那些不易接受催眠的人的身上，對於那些易受催眠的人而言，反覆地接收到重新的暗示，即有害於下一個暗示進行的效率。

因此，要如何調配易受催眠的人不受同一種暗示的影響，不易受催眠的人早早接受暗示，需要靠施予催眠者平日經驗及技術的累積。

在進行催眠之中，也有的人會忽然咯咯大笑，或是用手去打旁邊的人，造成混亂的局面，很容易使得催眠難以繼續下去。遇到這種情形時，催眠者千萬不要慌了手腳，必須要鎮靜地使大家全神貫注的投入催眠之中。

因此，大家都必須對催眠有正確的認知及信心，才有辦法達到預期的效果。

(7)自我催眠法——你也可以成為自我控制的高手

自我催眠和他人催眠的差異

最近，自我催眠逐漸成為大家注目的焦點。一般而言，我們提起催眠，指的都是他人催眠，因此，自我催眠似乎變成一種附加催眠。

自我催眠似乎也是他人催眠的延長而已。

事實上，二者在引起催眠狀態上的手續本質有所不同。那是因為他人催眠的主角是催眠者及當事者二人，而自我催眠則是一個人飾演兩個角色。並且前者極須靠彼此溝通才能完成，而後者則不然。

此外，在他人催眠中，催眠者扮演的是主動、積極的角色，而當事者扮演的則是被動、消極的角色；但在自我催眠中，卻要將這二種完全相反的角色加諸於一人身上，可見它的複雜性非比尋常。

由此可知，自我催眠較不容易進入深度催眠，況且自我催眠也較難如他人催眠時那般戲劇性的感覺。

因此，由於背景方法上的不同，自我催眠有其多加考量之處。此外，自我催眠也不會像他人催眠一樣，那麼簡單就能進入催眠。

正法坐禪法等之科學應用

自我催眠的臨床位置，被許多學者所認定。但是，在實際上的臨床實驗中，自我催眠卻是毫無效用的，即使實際應用，也未能有效地進行。那是因為我們對於自我催眠的研究尚未完整及深入之故。

不過，自我催眠效果的應用卻不勝枚舉。例如：正法坐禪法、白隱禪師的內觀法、軟酥法及其它宗教儀式上的各種法式，或人格上之休養法以及治療精神官能症等……。

我們必須將此法去蕪存菁，才能夠達到其預期的效果。

自我控制的種種效果

大約六十年前，德國學者J・H派，開始研究自我催眠法，而形成了所謂的自律訓練法。這是一種簡單的基礎練習法。主要的焦點要放在自己身上，給予自己輕微的暗示，對於自身的問題有助於理解及自制為其效果。

自從自我催眠的方法公諸於世後，的確造成了不小的震撼。目前世界各國所使用的自我催眠，大約都是以下的這種方法。

它的標準練習可分為六大階段以及幾個特殊訓練法。

現在將其大要概括如下。至於詳細內容可參閱「自己催眠法入門」及「新自律訓練法」

等書。

（標準練習）

背景必須溫和舒適。而暗示會在六個不同的階段中有不同的方式，只要挑出以下適合自己的暗示即可。

△心情緩和

△心靈穩定

△休閒的鬆弛下來

如果此時感到身心都已鬆弛，即可進行以下的暗示：

1、肌肉鬆弛＝手腕、腳變重

2、血管運動統制＝手臂、腳很溫暖

3、心臟統制＝心跳數緩和規律

4、呼吸統制＝輕鬆呼吸

5、腹部統制＝胃附近很暖和

6、頭部統制＝額附近很清爽

（特殊練習）

特殊練習的種類很多，在此無法一一為大家介紹。為大家介紹的包括了：對身體某一部份進行暗示來治療身體疾病的特定器官暗示練習法、對自己心靈進行暗示來統制行動意識的自我意志訓練法、利用想像力來開拓的瞑想練習法、讓腦中浮現的現象完全表達出來的自律性解放及自律性修正法等等。

以上便是自我催眠大約的種類。由於自我催眠是針對身體上某一部份進行暗示，因此事先最好請教專家，以避免身體遭受到強烈的反抗及危險的練習。

為了避免危險，在此所介紹的是「改訂自我催眠」一書中的內容。

至於在進行自律訓練時所做的標準練習，通常在有效果時，不妨將其記錄下來，以備參考。

△易睡易醒
△心情爽快
△讀書工作有效率
△會解除疲勞

△頭腦清醒有理智
△人際關係順利
△腸胃良好、有食慾
△不會過胖或過瘦，體重適中
△少量煙、酒，甚至戒除
△血壓穩定
△減少感冒
△年輕有活力
△性交次數增加

此外，還會出現種種意想不到的正面效果。因此，在標準練習中，很多人不僅能增加心理上的適應能力，也能解除許多精神官能上的問題。

催眠新人類無效

從西元一九六五年開始，以催眠療法或自律訓練法來治療的例子中，出現了效果不彰的問題。當時，只不過是少數人發生問題，大部份的人仍然可以達到效果。但是，到了一九七一年後期，已經有過半數的人發生問題，並且，這個數目還在繼續激增中。

因為目前的社會問題層出不窮，如拒絕上學、學生毆打老師、家庭暴力、校園暴力、自殺、吸食毒品等……，成人犯罪事件大有過於青少年犯罪的傾向。

這些犯罪事件乃肇於經濟太過富裕，生活太過奢侈，造成這一代的人們不知上一代祖先的辛勤踏實。

這些新時代的病症有別於一般的精神官能症及精神病，而急速增加的是一種所謂的「社會病」。此外，在成人的社會生活中，有一種類似兒童拒絕上學唸書的狀況，他們沒有固定的正當職業，仍然靠著雙親扶養，我們稱他們為「自由打工者」。他們在成長的過程中往往不知辛苦，因此，對於極為薄弱的小事情，也會視為一種天大的挫折。

起初，學者們針對這新的問題而開始因應新的對策。例如，把自律訓練法發展為「新自律訓練法」。由於這種新的問題仍在激增之中，其問題又和以往的問題有很大的不同，因此，我們特別以「新人類」來為它命名。

後來，許多新聞媒體也開始使用這個名稱，逐漸地，它也成為人們口中的流行語。雖然如此，但是催眠療法和自律訓練法還是無法有效地達到預期的效果，因此，不得不把它們與「現實性獲得訓練」合併使用。

不過，過去的問題並不因而消失。以下我來分析新人類問題的二大類型。

一為「新人類症候群」，亦即「少爺病」、「小姐病，公主病」，二為不安神經症，亦即以往我們所謂的精神官能症。而後者發生的原因是因為人的態度過份認真緊張，對於難題有極大的恐懼，因此，只要在適度場合平息其緊張過度的情緒即可。

此外，目前也有別於新人類的稱呼，如「新現代人」、「新現人」等。

從不愉快的感情中尋求出路

根據我在長年臨床中所使用的方法，以自律訓練法效果最好。不過，這種方法只限用於過度緊張型的問題。自一九三二年自律訓練法公諸於世後，就成為世界各國人士所最常採用的方法。

但是，「新現代人」的問題並不是以過度緊張為核心。因此，像自律訓練法這種以自我鬆弛為方法的訓練，已經無法發揮效果。於是，學者們又大加研究改良，遂有新自律訓練法的產生。

在此簡單述出一些原理。不愉快的感情的確對人的身心產生不良影響。而控制感情的方法則在於使自己的感情調配適切、適中，並且集中自己的注意力，就可以產生令人難以置信的效果。這種方法稱為「感情訓練法」。之後，將「感情訓練法」和「自律訓練」合併成為「新自律訓練法」。

這樣的方法可以解決許多心理上的問題。

從這樣的方式中尋求出路的例子也很多。

巧妙的感情控制法

所謂新自律訓練並非是以暗示（公式）的方法進行，而是以自我控制方法調整自我的意識。

然而，這個事實並不為人所知。如果我們將自己的意志力放在某一件事情上，我們的身體不知不覺也會受到意志力的影響而有所改變。這種現象並不是一種奇蹟，而是感情的意志力起了很大的作用。因此，我們若能善加運用感情的意志力，其效果便十分顯著。

不過，因為人對於自我的覺醒點十分不明確，因此，首先要先訓練當事者的覺醒點，才能消除他的不快，達到感情控制的效果。

這種方法對身體的健康亦頗有益處。目前，應用於自律訓練法的稱為「身心快意法」或「改訂自律訓練法」，而將感情控制法與改訂自律訓練法合併改稱新自律訓練法。

(8)宗教與催眠的關係

宗教和催眠的類似點

催眠和宗教的關係十分深遠，乃因催眠原是宗教儀式中的一種。而宗教中所謂的奇蹟及靈驗，實與催眠現象不謀而合。祈禱時的神靈通信、修行者或宗教家的疾病治療，都與催眠現象類似。

宗教場合中所不可或缺的鼓笛、拍子板、鐘、木魚等單調規律的音樂、凝視水晶球、按照一定的儀式進行（和信號催眠類似）及莊嚴的建築物等，都與催眠時的背景環境相同。此外，神者與使徒之間那種必信必賴的關係，亦與催眠時的心靈交流相同。

事實上，宗教與催眠有著很多的共同點。

陪伴催眠的危險

催眠，可以說是一件並不困難的事。但是，其影響力卻十分地大。因此，若為一時興趣而施予催眠，實在使不得。我自己也曾詢問過醫師及心理學者，在施予催眠時，不僅要注意它的方法，同時，也必須注意催眠在身心上的意義。

這是因為施予催眠並非難事，只要稍稍掌握技巧，誰都可以輕易施予催眠。如果能掌握正確的催眠知識，自然不會發生危險；但是假如知識不夠正確時，很可能在遇到危險時產生不知如何處理的情形。

由於上述情形的危險，日本催眠醫學心理學會特別研究有關催眠知識及其技能，並且給予合格的催眠者「催眠技能士」的資格證明書。

而若抱著好玩的心態想試試催眠的人，在此鄭重的給予嚴正警告：絕對不可以在一知半解的情況下施予任何的催眠。

隨意接受他人催眠也是相當不智的作法。最近，有許多人因為參加街坊招生的催眠教室而走火入魔，神智異常的病例也有不少。

其中，有人潛在的精神分裂素質在不當的催眠中被喚起；有人因為不適應催眠的環境而變得心神焦躁；有人因而患上壓人症，因不安而拒絕走入人群；有人因受催眠而無法恢復意志，腦中模糊，一片茫然……，種種不當的後遺症不勝枚舉。並且，有人如果不因接受了催眠，他也許一輩子都不會被喚起他的精神分裂症，因此，這可謂不能不慎。

此外，在國外也曾發生手術中使用不當的催眠而導致手術失敗的例子。

因此，若未具備良好的催眠知識而冒然的施予催眠或接受催眠，不僅無法達到功效，並且，還有可能留下一堆難以解決的後遺症。而往往要改善這些後遺症，又要花上一大筆的金錢及一大把的時間。無論如何，在我們決定接受他人的催眠時，千萬要確認對方的身份及來歷、對催眠所具備的知識有多少、對心理學及醫學的知識有多少，千萬不可貿然接受他人的催眠。

由此可知，像日本催眠醫學心理學會所認定的催眠技能士，擁有合格的專門資歷，是足以採信的催眠者。

第四章　催眠，就在你身邊

⑴催眠不是「魔術」

揭開催眠的謎底

前章所介紹的是導入催眠的一些手續及技術。不過，為什麼那樣的手續可以導入催眠呢？

許多人不太相信使用這樣的方法就可以進入催眠狀態，那是因為他們在心中所設定的方法不是這種情形。但是，按照前述的方法，的的確確就可以引導當事者進入催眠之中。

催眠現象看似不可思議，這是因為從電視上我們得知它似乎異於一般現象。況且，在非特殊情況下，人們總是認為異於平常的事件十分難以令人置信。

因此，大家都把它當成魔術般的奇事看待。

人們對於自己從未看過或體驗過的事情，總是抱著質疑的態度；對於那些看過或體驗過（即使相當不合理）的事情，卻不感覺到任何不當。

例如：在魔術表演中的人體浮在半空中，並且身上環繞著一個大圓圈。

一般而言，這種表演並不符合重力法則，即使是物理學家，也難以接受這個法則。因此，世上有許多現象不是用自識的常態可以詮釋的。

我們大概會想：這個浮在空中的人體，大約有以下二種方法可以詮釋：一是由上面吊著肉眼所無法見到的細線，二是地上有著某種東西在支撐它。

如果不是以上二種方法，大概是不太可能的事情了吧！從這個觀念，我們再繼續談下去。事實上，這是因為舞台呈V字形之故。

當揭開這個謎底之後，似乎不是那麼令人感到奇怪了。不過，也許還有許多人對於這個答案百思不解，這是必然的，若人人皆懂，它也就沒有什麼令人神奇的了。

同樣地，催眠現象也是如此。如果大家能夠立刻了解催眠的原理，也就不會有這麼多人對它感到困惑了。不過，催眠並非魔術，它的原理是十分簡單的。

日常生活的催眠經驗

前述的種種催眠現象，並非一定發生在催眠之中，事實上，在日常生活中，它也可能發生。以下介紹日常生活中類似發生催眠的可能性：

△異於常態——身心脫離現實
△不介意邏輯上的矛盾
△沈溺於異常的自我
△自我放棄
△心情上回到了過去
△難以形容的恍惚感
△深深的信任關係

而以下所列舉的現象，則是具體地指出容易進入催眠的日常生活現象：

1、上課中，聽見音樂會不知不覺地想睡。
2、半夜接的電話或寫下的備忘錄，到了第二天早上完全記不得。
3、天花板或牆壁好像會移動或變形。
4、心靈受到藝術及自然的感動，會有敬畏、靈感及莊嚴，覺得自己好像變了。
5、工作中，忽然受到外界打擾，但當回到現實工作時，發現工作已在不知不覺的進行之中。

6、曾經幻想結交不可能的朋友。
7、喜好冒險，喜好做不同於以往的事。
8、熱中某事而達無我之境界。
9、參與遊行等大規模騷動或經歷以前從不曾有過的經驗。
10、感覺此身非我所有。
11、在音樂、舞蹈中忘我。
12、想揍讓自己生氣的人。
13、認為國家及團體所付給人們的束縛是一種義務。
14、自己身體上的某一部份，似乎和自我意識無關的在活動著。
15、會有認為不可思議的經驗發生。
16、在看小說或電影之中，不知不覺地進入忘我境界，宛如自己是小說主角一般，完全無視他人存在。
17、當問題的答案或美好的主意在腦海中浮現時，會認為是靈感的經驗。
18、對於神學、美術或音樂性的創作工作，感到十分滿足。

19、喜歡玩刺激性的東西，如雲霄飛車等。
20、當愛情發生時，覺得自我的身份已經消失，而與對方已經一心同體般。
21、憶及過往時，往事會栩栩如生的在腦中浮現。
22、扮演人物時，完全忘記了自我的存在及觀衆的存在，完全進入角色之中。
類似以上的種種經驗，都與容易進入催眠有很大的關係。這是日常生活中的種種經驗，我想應該有不少人都有以上的經驗吧。

由易而難的暗示步驟

如前所述，催眠現象並非在催眠狀態之中才可能發生，在日常生活中，也可能有同樣的情形產生。並且，不論是誰，叫他閉上眼睛，站立不動，是較為困難的一件事，但是如果施予他「往後倒」的暗示，並且一邊輔助他這麽做，他是不難進入這樣一種狀態的。因為暗示在他心裡開始起了作用，他就會認為「我會一直往後倒」，於是，在不知不覺中，他便照著暗示的內容去做。

此外，連續施予相同暗示的效果，比只施予一次暗示的效果更好，這種情形稱為被暗示性亢進現象，這是人潛在的暗示素質有了良好的反應之故。

催眠者應該要注意暗示活動中的全盤環境，也就是說，在進行暗示時，要盡量減低外界的刺激。由於在進行暗示時，當事者的心中逐漸只能有暗示內容，同樣地，外界的刺激減弱，暗示的內容自然會增高，以期能達到預期的效果。

事實上，每個人內在都有潛藏的暗示素質。因此，為了能有效把人內心的暗示素質提高，催眠者必須坦誠對待當事者，以直接的態度與之交談，由淺而難一步一步地帶領當事者的暗示素質。

與日常生活結合的催眠

暗示在催眠現象中，是一項十分重要的步驟。事實上，除了前面所提過的幾個例子外，在日常生活中，有許多狀態是與暗示不謀而合的。

例如：坐在美容院裡，聽著美妙的音樂，耳邊傳著規律的剪刀聲，被人輕摸著頭髮，如此一來，臉部肌肉放鬆，昏昏欲睡。而後張開眼睛望著鏡中的自己，才發現兩眼充血的自己，不太像平常的自己。這種情形，其實與引導催眠十分類似。

在接受按摩時，身心都十分舒暢，於是，很容易進入半睡半醒的狀態。這種情形，就與所謂的通手法、撫擦法十分類似。又如在母親懷抱中的小孩，聽著音樂而安靜入睡，也被認為是一種類似催眠的狀態。

事實上，許多日常生活的道理和催眠十分類似。只是因為我們將之稱呼為催眠術、催眠法等名稱，令人產生了奇異的感覺罷了。

⑵在日常生活中出現的暗示

暗示與催眠密不可分的關係

引導進入催眠的方式很多，其中，暗示是最重要的一種。暗示與催眠有著密不可分的關係。當事者總是如機器般接受催眠者的指示去做，這是因為暗示發生了效果。事實上，暗示和日常生活中的許多現象是一樣的，只是因為冠上「暗示」之名，使得大家覺得它是一件很奇怪的事。

如前所述，連續性的暗示可以提高暗示效果，即使是很難的暗示，也可以使用這種辦法來達到效果。不過，在日常生活中，卻較少看到暗示性複雜的現象發生。

但是，小小的暗示性現象仍在日常生活中出現，現在簡介如下。

消除痛苦的言語暗示

當小孩遊戲受傷時，如果母親一直不停地說著「沒事、沒事」或「不痛、不痛」等類似的言語暗示時，小孩子很可能因此減低疼痛的感覺，要是受傷很輕時，他也可能一轉眼又跑去玩遊戲了。

事實上，這是言語暗示的一種，只是沒有人會把它當成催眠現象中的暗示。當母親說「你這樣子就不會痛」時，就是一種言語暗示。

類似的言語暗示並不一定只限用於小孩身上，對於在信仰中祈求的人們來說，也是有用的。長期在信仰中祈求病癒的人，由於具備神明在眷顧自己的暗示，因而不會感到特別的苦痛。此外，並非只有信仰宗教者才有這樣的暗示效果，即使是具有科學知識的現代人，也會有類似的暗示效果發生。

例如，有的人只要一走進醫院，或看醫生，心理上的負擔立刻釋放，抑或在打了一針後，立刻安心下來。

如果心中認為醫生可以替我們消除病痛而因此心安的病患，大部份都是因為得到言語暗示的效果。

強精劑暢銷的秘密

男人總是希望自己的性能力超強嗎？女人總是希望丈夫的性能力超強嗎？這些答案，在各式各樣的雜誌裡均有詳細的報導。

至於強精劑及強精食品的效果，也必須在當事者消化吸收艮好的狀況下，才可能達到它的效果。因此，若是應急，胡亂地喝鱉血，也是沒有用的。

而對於沒有效果的，人們通常不會再次使用它。可是，奇怪的是，本來沒有效果的，最後竟轉成有效，這是什麽原因呢？

如果想要解釋這個原因，可能只有一個理由，那就是來自精神上的暗示作用，轉化到事實的本身。

最近，精神醫學學會致力於研究偽藥的成分。他們發現偽藥的外形、大小、顏色都與真藥頗為類似，大部份的偽藥外層是薄薄的一層真藥，中間才整個換上偽藥。

但是，為什麼服用偽藥後，還是有效果呢？那就是因為心理上的問題。強精的廣告如「大丈夫」等用詞，的確會對心理造成某種特定的影響。

如果你是強精劑的愛用者，或許你不會想知道其中原委。不過，假如你知道你其實不必去買這些藥，就可以發揮你的能力，你或許就不會相信那些藥了。

最近也傳出推銷某健康食品的公司，遭到其產品成分不良的檢舉，但是，奇怪的是，有許多人卻表示此產品的確有其效果。這大概就是心理暗示的影響所致吧！

預兆心理

如果昨夜你做了一個不吉祥的夢，今天早上一醒來，或許你的心情會有點憂鬱。結果，什麼事都不順利，整個人無精打采。

相反地，如果得到一個吉利的預兆，可能你一整天都帶著愉快的心情，這就是「預兆心理」。

像這樣的例子，除了預兆的好壞、吉祥與否之外，根據發生交通事故的人的比例調查，他們在發生事故前一、二天，都與家人有過爭執、不愉快、或許這也算是暗示影響事實的例子。

現代人這一陣子興起了一陣占星旋風。各類的雜誌每一期都有占星運勢的專欄。這類旋風的背景是不安定的心情，因此，許多人才必須靠占星專欄來面對自己的未來。而根據占星運勢的指示，有著怎麼樣的心情，也是一種「預兆心理」。

「大衆活動」心理

自己一個人做，會感到害怕，如果大家都這麼做，就不會害怕。你是否對這個說法深感心有戚戚焉？是的，大部份的人一定都存有這種心理。

此乃因人類是社會性的動物，並且，人類是有屬性的特質，一群團體總比一個人獨來獨往來得有歸屬感。

例如：遊行時所發生的暴動，大概都是群體行動，一個人是很難發起的。

這是因為在群衆中行動，有其大衆活動的心理暗示，這一點在社會心理學方面都有詳細的研究。

這不僅限於遊行的例子。追求流行時尚也是一種。追求這樣的顏色、款式就是流行，反之則是落伍。因此，在流行迷你裙時，穿著中長度裙子就被視為落伍；流行長裙時，穿著迷你裙則成土包子。

這種趨勢除了大衆心理影響外，亦有其權威性的暗示。例如「這是巴黎最新流行的款式」、「這是某某名先生的設計」、「這是某位女演員的穿著」等言語，的確會影響一般大衆的穿衣心理。因此，不論阿貓阿狗都會遵循這種權威性的言語暗示。

不過，現在流行的是個性化服飾學，不再像過去滿街都是同一種款式。但是，名牌服飾的愛用者，卻仍因為這種基本的心理暗示而去購買。

「近朱者赤、近墨者黑」的理由

任誰都曾有過打心底仰慕他人的經驗。有時，在不知不覺中，自己的言行舉止都會受到影響。甚至對事物的看法及想法也都受到強烈的影響。

為什麼會有這種現象呢？

並不是因為有類似他人的言行舉止，就可以成為自己所仰慕的對象。這是因為自然而然的一種暗示影響。

這也是因為信賴其所仰慕的對象，認為像他準沒錯。其它如外表上的模仿，就較難直接受到影響。

但是在長年交往後，雙方都會受到彼此的影響。因此，擇交良友是十分重要的。近朱者赤、近墨者黑就是這樣的道理。

這個道理不單限於人際關係。

例如，我們看了武俠電影，從電影院走出來時，都會不知不覺挺起胸膛，看了大自然美景的電影後，人也會跟著莊嚴起來。

同樣地，在宗教建築物中，人也會跟著莊嚴肅穆起來。

所謂製造氣氛，也是同樣的道理。

以上這種現象，在心理學上稱為感情移入。事實上，不如說是言語暗示較為恰當。

不論原先自己的想法是否與所仰慕者相同，都會一股腦的相信它，這就是受到心理暗示的影響。

(3)在生活中應用、活用暗示效果

培養公正的批評態度

以同一句話來說，由個人說出口，與由大眾媒體說出口的效果有很大的不同。又如，寫在草稿紙上的文章與付諸印刷後的文章，對於讀者而言，也有很大的不同。

像這樣的現象，也可以從一個市井小民的言語與一位有身份地位的名人的言語有不同的輕重可以得知。

在暗示中，有所謂的感光暗示。一般而言，說話時若語重心長，比較容易令人置信。社會地位高、付諸印刷及從大眾媒體中報導出來的消息較令人置信，也是感光暗示的一種。因此，大眾媒體的報導也就是經由這種感光暗示的效果，達到大眾相信的目的。

所以，若要將大家的意向帶到同一個方向，這種方式是十分有效的。不單是知識，還包括情報方面，可以從人的內心深處、思考方式及思想完全地帶到同一個方向。

因而從事大眾傳播工作的人員，更應該慎重處理報導事件。另一方面，接受大眾傳播的觀眾，不可一股腦地全部相信，一定要以智慧以及充分客觀的批判態度來面對。否則很容易被媒體牽著鼻子走。

為了防止這樣的害處，我們必須培養寬闊平靜的心胸，才能對事物有正確的判斷力。例如，日本的軍國主義則標榜以生命做為籌碼，如果你無法做正確的判斷，則可能被視為非黨派，受到迫害。

有的大眾媒體為了統制思想，儘量把不公正的事實隱瞞，是有其組織的意圖。而許多民眾仍然會受到這樣的影響，卻是不爭的事實。

那麼，該如何培養公正的批評態度呢?因篇幅有限，在此難以詳細說明。不過，先前所提過的自己催眠法及新自律訓練法，可以幫助我們。

社會上不合理的制約

如前所述，大眾媒體對個人具有極強烈的影響。相同地，社會力量對個人也具有強烈的約束力及影響力。由於社會是大多數人共同生活的範圍，因此，不論個人的立場如何，都會被要求符合社會利益而犧牲了個人的立場。

但是，社會的立場是否都是正確、恰當呢？如果社會立場並不是那麼客觀，那麼，個人也必須遵循嗎？例如，所得稅徵收不公，就是一件很明顯的事實。許多人雖心有不滿，但真正嘗試去想法子的人卻極少。

像這一類的社會習慣形成已久，可能就無法考量到是否立場正確，因而流於「社會上就是這個樣子」的觀念。這樣的社會體制對於個人的觀念及態度，都具有強烈的暗示作用。

由於社會體制上的理由「這樣子做才是對的」，將使得個人的判斷力遵循此體制，這就是社會力量的暗示影響力。

商業廣告氾濫使用暗示效果

美國前一陣子很流行一種有下意識（副意識）、無意識型態的廣告，讓人在很短的時間內集中其注意力，因而有許多觀衆立刻把注意力放在這類型態的廣告上。但是，也有許多人表示這類廣告有控制人的下意識的企圖。這究竟是不是一種不人道的行為呢？

這個問題的核心在於是否使用到知覺域下的刺激。人的感覺器官必須在某種程度的刺激下才可能興起的，例如，讓人閱讀有關催眠的文字。給他〇•五秒的時間，他可以了解其中的意思；若給他〇•四秒的時間，他可能無法看完。像這樣的界限稱為「域」。至於比這個更弱的刺激，就是知覺域下的刺激。

知覺域下的刺激不單止於文字，大凡聽覺、嗅覺、觸覺、感覺、知覺等等都包括在內。因此，電視畫面配合著聲音，也是知覺域下的一種。因而許多人對於自己已受其刺激影響毫無所知。漸漸地，他連刺激都分辨不出時，自身已經受到影響。

由於在失去知覺意識下，已經沒有批判分析的能力，就被灌輸了欲求。因此，商業廣告就成為大衆非難的焦點，進而被禁播。

這實在是一種潛在心理上巧妙的運用。有的暗示由於其暗示性微弱，這也算是另一類型的暗示。他並不暗示你「該如何做」才是對的，他只暗示你該自己去做，至於如何去做，並沒有確切的說明。

如果反覆施予下意識的心理刺激，雖然本人不會有感覺，但其下意識及副意識會有某種程度的接收力，將其視為其隱藏式的一種觀念，在往後的行動中會不知不覺地表現出來。這類的心理作用，其實和暗示性的作用是沒有不同的。

但也並非全是如此。例如，廣告或販賣商品的暗示現象就是一個例子。

「你是否曾感到〇〇現象？這乃因您△△不足所致。請喝□□製藥廠的ＸＸ飲料」。當你看見這則廣告時，即使是自身沒有這種毛病，也會不禁認為自己是否該按照廣告內容來服用飲料？或者「若服用此藥，您將……」的廣告會使你想去買這種藥。又例如「年過三十即要使用此保養品」時，在不知不覺中，你自己就會想去使用這類的保養。

像以上商業性的廣告正氾濫在我們四週，當然是因為廠商想要推銷產品所出的對策，這是無可厚非，不過，就消費者的立場而言，往往受到了其影響而去購買一些原本不必要的東西。因此，消費者要如何避免受到這一類廣告的影響，是件很重要的事。

名人拍廣告的原因

在廣告中出現名人推薦其產品時，這產品的銷售量會突然激增。這是因為大家認為「名人使用它，大概準是好的」。其實產品並不因為名人推薦，它的品質就會更好，這完全也是一種心理作用。

過去有一位女明星曾經帶領流行服飾風騷，那一陣子，不論身材如何，大家一窩蜂的跟著她打扮。此外，一個陣子流行一個陣子的化妝術，女性們亦受寵若驚的打扮起來。

而現在的社會風氣開放，跟著女明星的流行趨向做打扮，也是一般家庭主婦所遵循的。這些都是暗示效果的影響力所致。

⑷如何提高暗示效果

「暗示」與「命令」的分別

日常生活中具有暗示現象及催眠現象的事實很多。而暗示性的效果就在於它的影響力往往是不知不覺地進入我們的內心深處。例如，我們的腳會突然地被拉一把，就是這個原因。至於什麼才叫暗示呢？整個暗示過程，例如給予暗示後的過程以及其行動都包括在內。這個部份可以用「暗示」、「暗示過程」來區分。不過，一般而言，這些總括通稱為「暗示」。

事實上，站在嚴密性甚高的科學立場而言，模稜兩可的答案會使人的概念混淆，有礙於學問的進步。不過，本書的目的是針對專門人員以外的大衆對催眠有正確的了解，因此，完全是以暗示過程的中心說明其思想。

至於暗示也存在於合約、束縛等類似的意義之中。

例如，不願上學、不願做功課的學童越來越多。身為父母兄長，又該如何有效地勸導呢？以下列出幾項例子：

①**哭泣落淚型**＝「你不好好唸書，媽媽會被爸爸或老師罵。」

②**脅迫型**＝「你這個不讀書的傢伙。別囉嗦了，再不唸書我要打你。」

③**說服型**＝「人要用功唸書才能成大事。你不唸書也沒有關係，到時候後悔的是你自己。你唸書不是為了誰，完全是為你自己而已，自己不能輸給自己，要有抱負。」

④**放任型**＝「唸書並非一切。既然你不唸書那就別唸了吧！又不是只有唸書才能使你在社會上出人頭地。」

⑤**科學型**＝「小孩子不願讀書，一定有其原因。我們一定要把這個原因找出來，然後加以檢討。原因若出在小孩子身上，就要幫助他解決困難，若是在小孩子以外，也要設法去解決。千萬不可勉強他們，一定要先找出問題所在。」

⑥理解接受型＝「人都有自我分析的基本能力。因此，最好站在小孩子的立場上，與其共進退，設法參與他的自我行動，讓他自己為自己下決定，不要一味勉強他。」

⑦分析型＝「他之所以不願唸書，也許是因為小時候曾受到某種打擊。像這種在內心糾纏不休的感情問題，是要他自己在心中願意提出並且重新整理統合，問題自然而然會獲得解答。」

⑧父母責任追究型＝「小孩子不願唸書，可能不只是小孩子自己的問題，有可能是父母的教育使得小孩子不願唸書。也許跟父母所希望的讀書方法有所出入，也許是父母未能提供良好的讀書環境所致。」

一般而言，可以分成以上八個類型。而後面的四個類型是受到教育專家所熱烈討論的。一般家庭大概是前面四個類型之一種。這也不只是小孩子的求學問題。

對於所有需要改變的問題而言，這樣的態度都是其中的類型之一。至少在解決困惑的問題中，都可以這樣做。

至於暗示的情形如「你喜歡讀書嗎?試試看或許你會喜歡。」這樣的言語並沒有直接叫你唸書，小孩子們較容易接受，並且很可能會按照這個暗示去做。這樣的言語並不會讓小孩子有批評的心理，反而會在不知不覺中接受了暗示，進而轉化成行動。當然，這樣的暗示並不是隨便說出就能達到簡單有效的效果，這都是須要事先的暗示技巧。

提高暗示成功率的祕訣

即使明白溫和地施予他人暗示，人的內心總還會有一種抗拒的心理。

直接給予明白的暗示稱為直接暗示。在臨床上，直接暗示的效果比間接暗示的效果還差。這是因為當事者熟知暗示作用之故，也就是前面曾提過的域下刺激。

假如給予「你現在是裸體」的言語暗示時，如果當事者真的相信了這樣的暗示，並不是因為暗示本身起了效果，而是當事者本身曾有這樣的想法，因此，一般人可能並不會受到暗示效果的影響。

由這樣的例子可以得知，即使在催眠狀態下，也無法將有犯罪的暗示傳達給當事者。

但是，若能有技巧的運用暗示，則可達到其效果。例如「你的衣服很髒，連內衣都很髒，待一會兒你必須到公衆場合去換衣服」或「好熱，熱得受不了。如果你脫下衣服就會涼快多了」這樣的暗示，就可能讓當事者相信暗示。

同樣地，施予過分直接的暗示，還不如運用巧妙的暗示，較易達到其效果。這就是提高暗示效率的方法，稱為間接暗示。

(5)怎麼樣的人比較容易被暗示

理髮廳的按摩也是方式之一

暗示過程的效果，不僅決定在暗示的技巧上，也決定在當事者個人的接受能力上。暗示之所以有效果，是因為當事者對於暗示的內容有了回應，也就是接受了被暗示性的效果。與被暗示性很類似的就是被催眠性。二者不易分別，但簡單地說，觀察當事者接受了多少程度的暗示效果稱為被暗示性，而觀察其進入多少催眠狀態的稱為被催眠性。

事實上，二者亦有其共通之處，但就本質而言，仍是不同的。如前所述，提過許多暗示的場合及暗示的反應，但這並不表示其催眠狀態。例如，理髮廳的按摩，並未施予當事者任何的言語暗示，就可使其進入催眠狀態，達到同暗示的反應。

至於人都有一種可以接受暗示的素質及特性。此特性因人而異，出現的方式也不相同。想要明白催眠現象，不如先了解被暗示性的意義。自從催眠被視為一種科學研究以來，多數學者亦朝這一方面研究。但至目前為止，還沒有辦法對它的法則性及實態性有一深入的了解。尤其，許多學者研究報告的結果並不一致，甚至有持相反意見的報告，實難做一評定。

不過，近來世界各國都有進一步研究的大規模團體在努力研究，比起從前個人式的研究，要來得更臻確實。只要將研究報告大部份相同的地方綜合起來，就可以得到較為精確的答案。

容易被暗示的條件

是否容易被暗示，其實就是指被暗示性的問題。長久以來，我們一直有個疑問，即使施予當事者相同的暗示，並且在相同的條件下，所得的結果，卻有很大的不同。

這是為什麼呢？因為每個人對催眠的方式及暗示的反應不同，所以，這因素一定也包括了人的條件在內。如果能事前針對人的條件進行各個不同的心理治療，就能夠進一步地使暗示反應達到應有的效果。

但是，這類的說法也只是被指出具有某種程度的傾向而已，並沒有正式的闡明。在此所介紹的，就是這些傾向式的說法。

對暗示的反應與當事者的年齡有關。小孩子比成人更容易被暗示。這是因為小孩子的經驗少，需要用想像力來彌補其所不知的空間，而小孩子也較難區別想像和現實的差距，因此，比較容易接受暗示。成人由於有來自生活經驗中許多的體會，因此，當碰到與生活經驗相違背的暗示時，自然會採取一種批判、抵抗的態度，較難一下子進入催眠中。

但是，若小孩子的年齡太低，無法使用言語上的暗示，也難以使他進入催眠中。暗示反應最高的境界不只是使其內容能傳達到當事者的心中，而且要使他能有高度的理解力，並有一顆善於接受的柔軟之心。

至於適合這樣條件的年齡是多少呢？一般而言，下限在於能夠接受言語暗示，因此，大約是五～六歲。但若是暗示內容程度較高，或欲進入深度催眠狀態（適應力的改善），也就是較正式的催眠療法，大約是八～九歲。因此，對於九歲以上的小孩子施予催眠法，較易有效。至於年齡小的孩子，可施予遊戲療法，利用遊戲的方法使他的能力被激發出來。

因此，最易受反應的是小學三年級到國中這個年齡層的孩子。

這是因為在這個階段，他們有一顆柔軟的心，可以自然的理解暗示。再大一點年齡的孩子，他們已經開始學會對事物有批判的能力，因此，對於暗示的內容，也會有所抗拒。由此可知，對於觀念已經固定，也難以修改其觀念的老年人而言，他可能接受輕微的暗示，但若是高度的暗示，他不見得會相信。

這是因為觀念已經固定，因此，對於固定觀念以外的事情，比較不能直接接受，即使是暗示內容提起了他的興趣，他也不容易根據內容再建立一個新的體系。

一般而言，從青年中期開始，個人的觀念逐漸在建立之中。到了成年時期，人的觀念可以說已經固定。因此，暗示內容對他而言，的確是一件難以接受的事物。若成人對於暗示內容不易馬上推翻，一直保有一顆柔軟的心，他就比較容易接受催眠。

對成人有效的催眠療法

一般而言，成人具有比小孩子更穩定的批判精神，因此，暗示較為困難，即使事先做好萬全的準備，想要引導成人進入催眠狀態，還是要比小孩子慢很多。

但就另一方面而言，成人的反應性低，自制能力高，因此，比較複雜的暗示方法對成人而言亦有其功用。不必像一般人需要他人催眠，成人大可自己使用新自律訓練法及自我催眠來達到一樣的效果。它的好處在於可以縮短解決問題的效果，而其應用範圍也比較廣。因此，我希望高中以上的成人都可使用新自律訓練法。

「智商」與催眠

「馬上被催眠的人一定很笨」、「馬上被催眠後是不是就會變成傻瓜」，這類的問題常被人提出。許多人認為被催眠就是失去自我思考的能力，事實上，這是一個錯誤的想法。

暗示是以一種高度抽象的內容在進行者才可達到其效果的，如前所述，年齡小的孩子比較容易接受催眠；但就年齡以外的因素而言，在日常生活中不易接受外來新鮮事物的人，也比較難以接受暗示。

智高低的人因為精神活動領域較小，欠缺通融性的傾向較強，因此，對於暗示的新內容較無法接受。由此可知，是智商較低的人才不易接受催眠暗示。

相反地，腦筋愈好的人是否就愈容易被暗示呢？這並沒有很明顯的關係。智商低的人較不易接受催眠，這是毫無疑問的，不過，在一般智商以上的人，就不是愈聰明就有愈高的接受力。這完全是與個人的接受能力有關。

此外，對於精神病患而言，他們的意志傳達有別於一般人，因此，智商問題對他們來說不是最主要的。

男女二性哪一方較易接受催眠？

從事催眠研究者認為女人比男人較易接受催眠。這是因為女人注重氣氛、重感情之故。事實上，對男人、女人同時進行催眠所得之結果是十分相近的。

這是由於每個人有不同的性格特徵，因此，其反應也不一。至於在研究這一方面的報告中，也出現了眾說紛紜的結論。

一般而言，心情不好的人因注意力較難集中，被認為是被暗示性或被催眠性較低。事實上，在催眠原理上，並沒有標準的答案。

至今，什麼樣的人容易接受暗示，仍是學者們熱衷研究的問題，它的答案雖然眾說紛紜，但基本上有的人很難接受暗示作用，若能好好告訴他催眠的真意，使其對催眠的誤解解除，並有更進一步的了解，就可幫助他順利地接受暗示作用。

至於類似的問題在本書各篇章之中皆有詳細的介紹，請參閱之。

「意識氣氛」的催眠

即使催眠、暗示等研究一再地闡明在大家的眼前，大家仍會覺得有種似懂非懂的感覺。這也是因為研究報告本身的答案不一，使人無所適從之故。

我長年從事催眠療法及自律訓練之工作，再加上一直對新自律訓練法有持續性的研究，我發現即使是從事研究催眠學的學者，對事物的來源及本質也不一定有正確的了解，因此，在研究方面，也較易自成一家學說的局面。

至於在新自律訓練法中，雖然沒有特定的形式或暗示過程，但一定要讓當事者進入「意識氣氛」之中，這並不是要當事者努力的進入暗示之中，而是要在一種自然而然的狀況下，使其順利接受暗示。

而所謂「意識氣氛」，指的是當事者的感情作用。當事者之所以接受暗示，並不是因為暗示內容有多麼動人，而是因為他當時的感情受到了「意識氣氛」的影響，使他順利地接受了暗示。

若施予「你的身心會慢慢鬆懈下來」的言語暗示時，當事者會根據當時的感情作用來調整自己接受的能力，這時若其心情不佳，即使重覆給予溫和的言語暗示，他仍難以接受。並且，若當事者的心情緊張，情緒不佳時，更有可能會產生與言語暗示完全相反的行動。因此，與其說是接受暗示的言語、內容，不如說是接受暗示中的感情作用。

「新現代人」的問題及解決方法

如前所述，「新現代人」的問題正在不斷地增加之中。因此，更讓我迫切地想要早一步解決類似的問題。

對於在催眠狀態中的人，一般都有脫離現實性以及空想的想像空間。因此，對於那些在現實生活中為俗事所困而傷痕累累的人而言，他們大可在空想中找回自我，放鬆心情，以便回到現實後，還能再次保有心靈上的平靜及安全感。

不過，也有的例子並不成功。這乃是因為頓時脫離現實時，有人並不適應，以致產生反作用的效果。

類似這樣的問題，一般而言都可使用催眠療法。但是，由於新現代人的例子較為複雜，昔日使用的催眠療法已無法有效運用。西元一九七一年以降，使用催眠療法的比率日趨下降，現在，運用的催眠法日新月異，以期能配合現代人叢生的各類問題。

至於其他學者，雖不像我對問題的感應如此激烈，但不可否認地，自從一九七六年以後，他人催眠的研究熱潮逐漸下降。而在催眠醫學心理學會中，研究他人催眠的學者也有轉向研究自律訓練的趨勢。

此外，也有許多以催眠療法為基礎而衍生出許許多多的心理療法。例如：佛洛依德的精神分析、懷恩醫院的林先生、日本森田療法的發現人森田正馬先生、自律訓練法的開展及我的恩師成瀨悟策先生的動作訓練開發法等，都是開發出來的心理療法。

根據我個人研究新自律訓練法的經驗，我發現其與催眠療法仍有密不可分的關係，簡單地說，催眠療法是心理療法的基礎。

如前所述，與新現代人問題不同的孩童口吃、暈車、尿床、緊張等問題，我還是使用催眠療法來解決他們的困難。

第五章　讓你更健康——催眠活用法

催眠促進健康

如前所述，大家對催眠應該已有更進一步的了解。但相同的事並不見得就一定有相同的結果。相信各位對催眠還是似懂非懂，因為催眠現象在科學研究上並沒有得到完全的證實。

雖然催眠在臨床及應用上已被普遍使用，但在其理論及本質研究上，仍然披著一層神祕的面紗。

此外，催眠療法雖然使用於心理治療及身心症治療，但並不表示它是萬能的。

因此，本章所要介紹的就是它的運用方式及範圍。

(1)治療偏食及預防肥胖的方法

偏食有沒有治療的必要？

過去我曾做過矯正孩童偏食的治療方法。事實上，我自己對於是否有這樣的必要也曾有過疑問。我本人是個偏食主義者，因此，對這個問題更加地敏感。我記得在戰時及戰後那段日子裡，我幾乎不偏食，那是因為當時的食物供應比較困難。

就我個人而言，我不喜歡吃冷凍的魚，我喜歡吃新鮮的魚；我雖然不吃某些蔬菜，但是我喜歡吃豆類，它含有許多的蛋白質。

大部份偏食孩童的父母都十分焦慮，深怕自己的孩子營養不足。不過，究竟偏食需不需要治療呢？我一直在想這個問題。

現在有很多國小都供應學童營養午餐。不像自己帶便當時可以帶自己喜歡吃的菜，在學校用餐，吃的都是學校準備的菜，不見得合自己的胃口，再加上老師通常會要求學生們將飯菜吃完，因此，對許多孩子而言，在學校用餐是一件苦差事。

在心不甘情不願的狀況下進食，食物不易吸收。因此，我使用「現實性獲得訓練」來治療偏食。如同服用藥物一樣，過少或過量都可能產生反效果，因此，也有不少學童因為抗拒學校的午餐而拒絕到校。

這的確是一個不可輕忽的問題。不止是偏食本身的問題，由偏食而引發出來的問題也很多。

我發現偏食的小孩大多具有敏感的神經質。他們啃指甲，看到人就臉紅，這些都是神經質的徵候。

並不是說偏食的小孩都有神經質徵候出現。而是父母親的養育態度，造成小孩有偏食的習慣。以下我們就這點來做簡明的介紹。

偏食小孩有偏食父母

過去在我治療偏食的六十一個小孩之中，有四十九對雙親也有偏食的習慣，佔了百分之八十以上。而雙親所偏食的食物和小孩所偏食的食物完全一樣的有二十一位，佔了百分之三十四點四。而父親不偏食但孩子偏食的比例十分低。

因此，雙親的飲食習慣，深深地影響孩子的飲食習慣。

親子關係的影響還不止於此。剛才提過的養育態度就是問題之一。當孩子不喜歡某樣食物時，只要他說「好難吃，我不吃」時，父母就隨著他的意思，當然容易養成孩子偏食的習慣。而親子關係的問題不單在這方面，對於其它各方面也都有重要的影響。

父母以身作則

如前所述，親子關係是孩子偏食的原因。因此，若能調整這問題之核心，就可以解決根本的問題。或許因為我自己也是個偏食主義者，不知道大家是否能採信我的見解。

坦白說，我的孩子也跟我一樣是個偏食主義者。在他上了幼稚園後，也和其它小朋友一樣，在學校吃午餐。由於他很任性，又被我慣壞，因此，對於學校的午餐，他可挑剔了。於是，我決定要對他做矯正偏食的方法。

由於幼稚園的孩子年紀太小，無法使用催眠，因此，我使用另一套方法如下：

第一、矯正任性。首先，先與他達成協議「每天只能看一小時電視」。也許你會感到困惑：偏食和電視有什麼關係呢？其實，不一定是電視，只要能跟他達成某一種協議即可。協議具有其約束力，約束容易，但接下來該怎麼做呢？

我十分徹底地實行此協議，絕對不准許有任何的例外，即使使用體罰或打他的屁股都在所不惜。

像以上這種絕不妥協的方法，亦即是告訴他「一旦約好的事，你一定要遵守」。讓他了解即使他再哭再鬧也沒有用，答應的事都必須做到。如此一來，他才有可能從內心出發，真正地去遵守。

等到他已經確實遵守此項約定之後，再與他達成另一項協議「九點鐘一定上床」。其實只要是協議即可，各式各樣的約定都可以。這一次，也同樣地要求他要確實做到。

像這樣的約束，其實是在對他放任的脾氣做矯正的工作，也是要讓他明白，任何事不是只靠他自己一味的喜好而可任意去做的。

寫到這裡，或許大家會覺得這種方式太過嚴厲，也太過於斯巴達了。事實上，我所要求的只限於所約定的事，並不是每一件事都要如此做。如此一來，大部份的小孩子會比從前活潑，因為有一些強制性的壓力，反而可以激發他自發性的本能。

等到這種對策漸漸出現效果時，可以在他的碗中加入少許他不喜歡吃的東西，然後說「無論如何你要把它吃下去」。

但是在剛開始時，不要給他太大的壓力。或許他只是舐了一口也罷，至少他已經開始有反應了。此外，也不能一味只要求小孩子吃這個吃那個，萬一他說「那爸爸你也不吃這個、不吃那個」時，就不只是偏食的問題而已了。

為了要徹底地解決小孩子偏食的問題，父母最好也能以身作則。親子一起矯正偏食習慣，往往較易達到最好的效果。

從此之後，我的小孩幾乎已經適應了學校的營養午餐，不再偏食了。

使食物變好吃的方法

說時容易做時難，我相信方才提過的約束方法，實行起來一定不容易。因為父母雙方都必須有相當程度的決心，才不會被小孩子的吵鬧所妥協。此外，我還有一種方法想介紹給大家，那就是催眠療法。

以下就是矯正偏食的研究方法。

給予矯正偏食的方法之前，要先使當事者進入健忘現象及深度催眠之中，再以以下的任何一種方法試試。

（心像法）

「現在有一種你討厭的食物在你的眼前。你可以很清楚的看見它。如同往常一般，你能看見它的顏色，甚至聞到它的氣味。現在，將它送入你的口中，你將覺得它是令人感到不快的食物。

那麼，一直保持現狀。這種不快的感覺逐漸消失，口感漸漸好了起來。現在，你已經不在乎它的味道，反而你會覺得它還挺好吃。吃著、吃著，越吃越多。哇，吃起來真好吃，真令人高興。」

如上用幻覺代替味覺是心像法的特徵。此時，小孩子會改變原先的想法，而對原本討厭的食物產生了新的感覺。

（直接暗示法）

「以前你是討厭吃○○的。其實它是十分可口的，像我，吃得不亦樂乎，你也可以試一試呀，乾脆吃吃看嘛，要是你也覺得很好吃，那才有意思。過去你不喜歡吃，現在你可以試試看，你一定會喜歡的。」

這組方法適用於深度催眠中，利用思想上的暗示來取代原有的想法。如果暗示的內容是關於吃了此食物之後，你就會變成很健康或怎麼樣……，這就屬於間接暗示法。

此外，還有許多其它的矯正方法。矯正方法的優劣並不一定象徵著效率的好壞。因此，在此僅介紹二種方法以供參考。

矯正偏食可以預防肥胖

使用本方法的小孩子一共是四十七位，其中的四十二位是無所不吃，針對這四十二位小朋友，進行一週一次的指導，並於九週後完成。我所採用的機械催眠法是每一位小朋友每次約個別進行一分鐘的指導，我想以這種方式代替集體催眠法，其所得之效果應該更好。

事實上，在臨床上，如前所述，親子之間的養育態度是十分重要的。若能多加注意這一點，成功的比率會更高。

不過，也有的孩子稍後又開始恢復偏食，我想這是因為父母又順從了小孩子的無理要求所致，其實這也難怪。由此可知親子關係的確是一個關鍵性的問題。

矯正偏食說穿了就是改變對食物的偏好。而利用這個方法，同樣地也可以治療過胖。人過中年的美容及健康，或是小孩子過胖的問題，都可算是其應用範圍。除了避免攝取過多的脂肪及碳水化合物之外，適量的運動也是十分重要的。

若是神經性食慾不振、拒食等問題，由於牽涉到複雜的心理因素，更加需要特別處理，最好能一邊解除其不安，一邊慢慢讓他進食。這一方面的處理比較需要專門的技巧。

(2)治療煩人的失眠症

「睡不好」會引起惡性循環的失眠

夜深人靜，唯獨自己難眠，越想睡精神卻越好，這恐怕是失眠者的心情寫照吧。

「睡不好，第二天起來腦中一片空白，身體僵直，什麼事都不想做。」這是失眠者的告白。其實，越是告訴自己「要快快入睡，否則第二天會沒精神」越容易引發自身的緊張。而身體上的緊張會引起心理上的緊張，於是，我們的肌肉也會跟著產生電氣興奮，這種電氣興奮就會形成一種神經刺激，不斷地傳送信號到大腦。當大腦接收到這種刺激，便會產生高度警覺，反而使自己更加清醒。

此外，當我們將睡未睡時，仍然可以聽到一些從遠方傳來、不很清楚的聲音，那是因為我們的大腦仍然保持著警覺、尚未完全進入睡眠之中。

由於大腦的覺醒度提高、肌肉緊繃，這樣的惡性循環會一直下去，因此，想要好好地睡一覺，恐怕是件不容易的事。

但是，腦也是活動組織，它一定也有疲勞的時候。一旦腦部疲勞，它的功能一定也會跟著遲鈍下來。如此一來，即使張著眼睛，也會不知不覺地想睡，由於人的睡眠有一定維持生命功能的效用，因此，即使是失眠的人，最後也會睡著。

上了床不一定就能睡著，即使想睡，也會因為不安而輾轉難眠，於是，在與失眠長期搏鬥中，心情自然悶悶不樂，結果，每天都感到鬱悶難舒。

與其「長而淺」的睡，不如「短而深」的睡

據說拿破崙每天只睡三個小時。而我在趕稿期間，每天只睡二、三個小時，也是常有的事，但並不會因此而感到睡眠不足。因此，只要睡得沈，就不會有睡眠不足的困擾。

某一著名的心理學家飽受失眠之苦，雖然服用安眠藥助其入睡，但始終睡得不安不穩。於是，有一天他決定向失眠挑戰，他想以長期不睡而能自然而然入睡為由。但是，當他入睡後想要按時起床時，眼皮卻已不聽使喚。

這樣過了三天，他仍然感到該起床時，卻起不了床的苦惱。

我本人也有過這樣的經驗。前一晚熬夜不睡，第二天再進行整天的工作，當晚累得不想睡也不行。從某些意義上而言，一個人至少每天要睡八小時，或者更長、更短，依著不同的人做不同的調配。想想看，一天若睡八小時，可利用之時間只剩十六小時，而我每天都可以使用二十小時！仍能保持著心理上的愉快。

治療嚴重的失眠

S女士，六十八歲，十年前曾因失眠而求醫。失眠之由乃因其先生事業失敗，負債累累，使其奔波於借錢、欠債之中而不堪身心負荷。爾後，其先生事業東山再起，失眠之苦並未改善。

「本來以為應該不再為失眠所苦，沒想到習慣成自然。也曾使用安眠藥來改善我的失眠，卻還是一樣沒有起色。」S女士二眼無神、神情憔悴，不僅為失眠所苦，她還有頭痛及肩膀酸痛的毛病。她喜好裁縫，但沒做一會兒，就力不從心，做事時常提不起勁。

像以上這種例子，可以使用自我催眠法中的自律訓練法來治療。不過，由於S女士過度想要達到治療效果，因而無法專注的自我催眠。

因此，我以以下的方法替她催眠。

（鬆釋緊張的妙方）

S女士經常腰酸背痛，她的症狀與一般失眠者肩膀僵直、背痛等病患十分類似。這乃由於其身心過度緊張之故，因此，只要能減輕其緊張之程度，必定可以幫助她解除失眠之苦。

幫助當事者放鬆身心是治療失眠最好的方法。

為了做到這一點，在進行誘導催眠時，必須以不讓當事者過度緊張為重點。因此，可以先適度的使其全身用力，而後鬆弛，以期達到消除緊張的效果。我們可以看一看以下的這組練習。

這組練習的技巧如下：①、有意圖的使其全身緊張。②、用力放鬆。③、輕鬆體操。④、深呼吸。⑤、動搖身體。⑥、兩臂放下。⑦、視覺心像。⑧、以下樓梯為想像而引起的深化脫力。⑨、進入睡眠的想像。⑩、去除失眠之暗示，按照以上之順序實施之。

從①到④是為進入催眠而準備的。由於S女土十分緊張，因此，需要特別地為她進行化解緊張的步驟。

而從⑤到⑧是導入催眠的一般手續。至於⑨與⑩，正是我要附加說明的。

（進入睡眠的想像）

想信許多人都有以想像而入睡的經驗吧！例如，典型的數羊，就是在數一隻隻羊之中，不知不覺的進入夢鄉。這就是視覺心像的應用類型。不過，也有曾經數了一千隻羊數到天亮的笑話傳出，這是因為當事者過度熱心在數羊的數目上，因而無法達到預期的效果。

因此，我們針對睡眠的想像力加以檢討，希望能有所效果。

催眠中的想像很容易出現。如前所述，幻覺也是很容易出現的。並且，藉由幻覺反覆的出現，可以增加想像力的內容。

當我們在數數目小的東西時，頭腦會機械似的運行著；但當我們要數大數目的東西時，可就要費點神了。

於是，我使用了以下的方法，同時，這也是我對S女士所使用的方法。

「你想像著自己置身於山中寧靜的湖泊。你現在隻身一人站在湖泊旁，湖水清澈而美麗。湖邊青草茂盛，樹林叢叢，樹影倒映在湖泊中，看看那倒映的樹影，是多麼地美啊！藍色、清澈的湖水，使你的心情也煥然一新。你似乎被清澈的湖水深深地吸引住了。你的身心都寄託給美麗的湖水了。一直、一直凝視著它。」

（進入睡眠的暗示）

如前所述的暗示，尚未包含著睡或想睡的暗示。一般而言，對於失眠的人來說，提起睡覺是一種禁忌。為什麼呢？因為這樣子做，反而會使他們更加緊張、更加睡不著。因此，在暗示時，最好避免直接使用睡眠的言語。若想消除其緊張及不安，最好的方法是使用間接暗示。

「輕輕的吸氣、再吐氣。好，再吸，再吐……，身體的力量輕輕的放鬆了。每吐一次就放掉一點力量。首先，放開胸部的力量，再來是背部、肩部、腕部的力量。非常的輕鬆。最後，腰部、足部、全身的力量都放掉了。卸掉全身的力量後，頭部也感到茫茫然起來了。這時的你，全身無力舒適，身心完全輕鬆。什麼事都不必做，只須把自己的身心放鬆即可。」

如前所述，S女士為長期失眠所苦。並且因為不斷服用安眠藥之故，身心未能完全獲得休息。即使使用催眠法，也無法改善。

首先，我花了四個禮拜，讓她卸除身上的力量。剛開始她對於⑤以後的暗示很難接收，但是她去除過度緊張的狀況後，她已能接受更多的暗示了。從此之後，她的反應適中，但是，已經漸漸地開始出現反應了。

到了第五個禮拜時，她的背部不再僵直，頭痛也不再出現。

到了第七個禮拜，以往必須做的一週二次按摩，在這個禮拜之中也可以不做，且不再感到不適。頭痛的現象仍在減輕當中。

到了第十個禮拜，想要做裁縫試試，一做就做了二個小時，她十分地驚喜。

這對於S女士而言，是一件很有意義的事，她對於睡眠的焦慮已經有了改善。過去，她總是認為「為了自己的健康，即使睡不著也要努力去睡」，因此，更加緊張而失眠了。如今，她對失眠不再有恐懼，反而更能克服失眠的壓力。

就在此時，S女士向隔壁的一位老師學習書法。過去的她，人際關係並不好，而她卻在此時，會自然而然地想與其它學書法的朋友交談。此外，過去她一向不熱衷的烹飪工作，現在對她來說也是一件高興的事了。

S女士的失眠已經完全消失，她一上了床就可以安然睡去。並且，也不再需要藉著藥物來控制睡眠。這是第十七週的事了。

爾後，再與S女士數次見面時，發現她臉色紅潤，氣色頗佳，是位溫婉的女士。

S女士的例子算是失眠症中最為嚴重的。一般而言，大部份都只是較為簡易的例子。

(3)使生產輕鬆的練習

生產是痛苦的嗎?

一般而言，生產給人的印象，似乎是必須經過相當程度的痛苦。

就男性而言，可能無法體認到生產的痛苦。但是，是不是因為要避免生產就不要生小孩子了呢?而對女性而言，拒絕丈夫的求歡似乎又比生產時所承受的痛苦要來得難多了。

在對於進行過催眠法中的無痛分娩的孕婦的一份問卷調查中發現，大部份的人並不排斥再次懷孕，並且，生產也並非是一件痛苦難過的事。

不過，在婦產科醫師的口頭詢問下，大部份的女性仍認為生產的過程十分痛苦。因此，可能的原因有以下幾項:忘記了生產時的痛苦、認為新生命降臨的意義大於生產過程中所受的痛苦等……。

雖然我本身是男性，無法體會生產過程的一切，不過，在此，仍然站在心理學上對於痛苦的種種研究，在生產方面做一些介紹。

會覺得「痛」才會增加疼痛

所謂生產指的是胎兒脫離母體。在此之前，胎兒在子宮的羊水中浮著，接下來會以頭打開母體的骨盤及子宮的開口。原本窄小的產道逐漸變大，這是因為受到了壓迫的原因。

產道原本只能容納二個手指頭的容量，而在生產時，卻可以容納十個手指頭的容量。這是一種非常態的狀況，如果道聽塗說某些談論，自然會覺得「痛苦」。

如果抱著「會痛嗎？會痛嗎？」的心態待產，即使並不疼痛，也會感到疼痛。又如小孩子跌倒，一看見血或傷口才會覺得疼痛，還有不少人在夢中感到痛苦，醒來時也感覺好像被人家打了一下。

因此，因為感到會痛而痛，似乎比實際上生產中的痛還來得多。例如：「陣痛」這種說法有問題。

所謂陣痛是指生產時子宮之收縮。而收縮與疼痛並無直接關連。

分娩的四個不安

一九六一年，我在中野區的婦產科醫院從事以催眠來幫助無痛分娩的研究。生產本身免不了要經歷許多掙扎，因此，我想使用催眠來緩和生產過程中的痛苦。事實上，國外已經開始正式使用催眠來幫助無痛分娩。

在懷孕中的女性，對於分娩總感到十分不安。尤其是第一次懷孕的女性，顯得更為緊張。由於自身的不安及緊張，更可能是增加疼痛的原因之一。因此，我首先想在這種「不安的情緒」中研究。

關於分娩，有四種不安的狀況。第一是對分娩所帶來的痛苦感到不安。第二是對於成為一位母親，有著不安及恐懼。第三是對即將出生的孩子，有著不安。第四是對孩子出生後，經濟問題的不安。而經濟上的問題，可以說是較常見的一種。

在懷孕七個月時，孕婦開始有各種的不安出現。以懷孕七個月做為一個分水嶺，懷孕七個月時，有不安狀況出現者佔百分之六十四·四；八個月時則升高為百分之七十六·二。但是，在給予無痛分娩的訓練之後，不安的出現只有佔了百分之十八·七，因此，我們可以看出，其比例已減到最低。

至於在不安的第二點中，七個月時有百分之四十一・三的不安出現；八個月時有百分之三十三・一的不安出現；但是，在給予無痛分娩的訓練之後，其不安的比例只有百分之十・六。

在不安的第三點中，七個月時有百分之五十七・一的不安出現；八個月時則有百分之五十三・三的不安出現，在給予訓練後，則只有百分之三十九・二。

在不安的第四點中，七個月時是百分之三十三・三；八個月時是百分之四十五・二；而在給予訓練後，則為百分之二十六・八。

由統計可知，生產的確帶來了許多人的不安。

無痛分娩的訓練

將五位願意接受無痛分娩訓練的孕婦集合一處，為她們進行自我訓練。由於人手不足之故，才採用自我訓練的方式。

首先，對於生產的過程必須給予一個正確的認識。子宮收縮及產道、骨盤擴大等並非疼痛，況且大家也都希望能順利地產下嬰孩，因此，必須對生產的本身有一個正確的認識。

接著，進行輕度催眠的誘導及其練習。這是第一次的訓練。

引入催眠及以後之處置如下所述。

「各位，請輕鬆地站著。輕鬆地將身體的力量卸除。如果能將身體的力量卸除，對於無痛分娩而言，是十分重要的。現在，將肩膀放鬆，把肩膀抬起、放下看看。就是收縮妳的肩膀，並且，反覆數次看看。接著，卸除脖子的力量，反覆五、六次，轉轉妳的脖子。再來，反方向轉轉看。然後，試著鬆弛身體。再閉上眼睛看看。如果妳的身體已完全放鬆，妳應該快要站不直了，因為現在妳會有被往後拉的感覺。不過請放心，由於身體結構之故，妳不會往後倒下去。好，現在把手放到背部支撐著，再放開時，妳又會有往後拉的感覺。好，現在把手放開，對，反覆二、三次。好極了。現在妳可以坐下。

接著練習卸除手臂的力量。把二手向前放，先從鬆釋右手的力量開始。現在注意妳兩手的力量。右臂漸漸鬆弛，一直往下垂，比較沈重。對，右臂已經很難再向上抬起。這時，右臂的感覺十分舒服，完全沒有負擔。然後，再卸除左手的力量。這一次，要比上次更快鬆懈。接著，全身的力量都卸除。全身都感到舒暢無比。每吐一口氣就感覺全身的舒暢。好，這時，妳將全身伸直，緩緩張開眼睛。」

使全身鬆懈是進入輕催眠狀態的方式。每天在家都可以練習，以呼吸配合鬆懈全身的力量。如下所述：

「在家裡，請閉上眼睛，靜靜地呼吸者。練習使自己的臂及腳卸除力量。此時，妳的感覺十分溫和、舒暢。每天做個五分鐘到二十分鐘。最後，再伸直你的身體，這是為了取回你卸除的力量。」

之後，再加以下的暗示做為練習。

①、「手臂、腳，甚至腰部，都感到溫和、舒適。這個練習對於以後減輕陣痛有極大的幫助。」

②、「現在練習如何消除疼痛。疼痛的程度與妳的心情是成比例的。現在來試試看。首先先卸除右手的力量，妳的右手感到了溫和、舒暢。好，如果妳的右手力量已經鬆懈，你可以比較一下左、右手不同的感覺。（左手尚未放鬆，妳可以動一動兩手，就可以知道有什麼不同的感覺）。」

③、「想像妳置身於廣闊的原野。妳可以一望無際地看看這一大片原野。山林叢叢，白

雲悠悠，從山的一邊飄到另一邊。原野中百花爭妍，淸香不時可聞，身邊有小孩在嬉耍著，此時的妳，感覺到前所未有的愉快及幸福。」

每天都可以在家做這個練習。卸除全身的力量有助於進入催眠狀態，並且，全身感到溫和、舒暢，也有助於無痛的暗示。在分娩時，就可以配合練習這種無痛暗示。

對胎教有益的無痛分娩法

與一般使用痲醉藥來完成生產過程不同，由於無痛分娩法是由自身的力量出發，以身為一位母親的使命感做為基礎，因此，分娩後的出血會較少，並且，子宮收縮也較快，恢復力良好。這是許多婦產科醫生的發現。

雖然目前對於母乳的分泌及恢復的狀況沒有正確的調查資料，不過，不僅在懷孕過程中，不安的狀況有減輕的現象，甚至對胎教，也有某種正面的意味。這是因為母體若有不安的心情，其自律神經便會使血管收縮，而血液中的荷爾蒙便會產生很大的影響。透過臍帶，它會進入胎兒體中，因此，母體的不安對胎兒絕對有不良的影響。母體若是健康、安定，對胎兒可以形成良好的影響。

因此，實施催眠法的無痛分娩，可以說不但無害，甚至有意想不到的好處。

不過，有一點須加以注意。那就是對於初次生產的孕婦而言，若已實施此無痛分娩法，有可能會出現早一步分娩的現象，因此，醫師及助產士必須注意。

(4)治療夜尿症的方法

夜尿是一種特殊功能

當膀胱裝滿尿水時，神經便會將此訊息傳達到大腦。這個過程稱為求心性刺激。當這刺激傳達給尿時，尿意即生。於是，腦中便會發出指令，我們即想到廁所去，使膀胱的括約肌擴散。這個過程稱為遠心性刺激。按照這個指令，我們才會想要排尿。

因此，求心性刺激是從膀胱→神經→脊髓→腦的傳達過程後，尿意即生。而遠心性刺激是從腦→脊髓→神經→膀胱括約肌，有排尿行為產生。

除了幼兒另當別論外，即使在睡眠中，這個程序依然不會改變。在睡眠中，尿液仍不斷在累積，直到人清醒之後，才會起床排尿。這就是說，若未經過腦部傳達訊息，膀胱的括約肌是不會打開的。

至於從求心性刺激到遠心性刺激的過程，腦部是必要的重點。不過，做過理化實驗的人一定都知道，在做青蛙實驗時，若把青蛙的頭切掉，在它的背部滴上強酸性的刺激物時，它的手足仍會掙扎、搖動，它的傳達過程中是從皮膚↓神經↓脊髓↓神經↓手足肌肉，因此，即使沒有腦部做為傳達的媒介，它的訊息依然可以傳達到手足肌肉。

像以上這種與腦無關的活動，人也會有。例如，在檢查腳氣病時，所使用的膝蓋腱反射即是。因此，夜晚的排尿就是所謂的「尿床」。它與腦的指令無關，而是直接由求心性刺激來到脊髓，從脊髓讓括約肌鬆釋而引起神經興奮。而夜尿症患者，在尿液累積時，只靠脊髓反射就可以使括約肌打開。也就是說，在睡眠中，不須經由大腦，也可以使括約肌打開，可以說是一種特殊的功能。

但是，這種特殊的功能，並不令人自傲。反而，令人深感困擾。

夜尿時，不只是弄濕床褥的問題而已，還牽涉到其它的問題。

在夜尿症治癒後，人的性格有明朗的趨勢，而學生的成績也有進步的趨勢。由此可知，夜尿症的小孩由於討厭自己有這種毛病，在性格上可能較為憂鬱，思想空間亦較難發揮。

治療夜尿的方法

治療夜尿的方法很多。不過，似乎還沒有什麼方法是絕對有效的。有人說使用抗鬱劑很有效，有人說使用阿米列很有效。的確有人因治癒的例子出現，但是，也有使用後無效的例子出現。有人說針灸有效，有人也說中藥有效。還有人使用一種用注射器抽取或灌入脊髓液的方法，據說這是很痛的。

此外，有人使用午後限制喝水的方法來治療夜尿。還有人以食鹽做種種的試驗。最近，流行著一種「行動療法」。它是將床單接上電線，當尿床時，電線流通就會傳出響聲，把睡著的人叫醒。

這是當尿排出時而觸動電流，使其發出鈴聲，叫人起床。

有的小孩因為雙親將愛轉移到新生的弟弟、妹妹身上，而開始尿床的例子。遇到這樣的狀況時，只要雙親能將愛再轉回他的身上，他的夜尿症就很可能不治而癒。

但是，若是因脊髓破裂或其它身體異常所引起的夜尿症，就不是用一般方法可以治癒的。夜尿有各式各樣的症狀，到底該如何使用方法治癒呢？

夜尿的催眠療法

衆所週知，以催眠治療夜尿，有其顯著之效果。但是，如前所述，它並非一種絕對的萬靈丹。的確，有人在經過催眠的治療後，完全康復，被人視為戲劇性的奇蹟。不過，也有的人卻毫無起色，完全沒有改變。

根據我的經驗，若在經過十次～十五次的催眠療法之後，仍然毫無起色的夜尿患者，大概就是沒有反應的例子了。

不過，並不是每一個例子都是這樣。也有的人會突然起了反應，這並沒有一定的定論可言。而我所使用的治療方法大致如下所述：

①、「你應該知道想排尿的那種感覺。我們現在來想一想那時的感覺。你能夠清楚地想起來了吧！那麼，即使在睡眠中，你也有這種感覺。

是的，你能在肚子裡感覺到排尿的感受。因此，你就能夠淺淺的睡著。」

②、「好，把那感覺好好地、清楚地記住。這是在你今天睡覺時特別的有感覺。睡眠中

，你也能感受到尿液累積在肚子裡，是的，你的肚子強烈地會知道。不論你睡得多麼沈，你仍然清楚地感覺著。因此，你可以安心地睡覺，因為你仍會清楚地保有這種感覺。」

③、「如果在睡眠中，你有想要排尿的感覺，你就不會睡得很熟。即使在睡眠中，你也會感到想要去廁所一趟。於是，只要你一醒來，就立刻到廁所去排尿。如果你沒有醒來，就不可能排尿。因此，有排尿的感覺時，你就醒來，然後到廁所排尿。」

④、「知道了嗎？不論你睡得多熟，只要排尿的感覺一到，你就得醒來，到廁所排尿。這種感覺就像鬧鐘鈴響一樣。」

⑤、「所以，今天晚上你可以好好睡了。因為不論你睡得多熟，你都會自動醒來，然後去廁所排尿，再回床上睡覺。」

⑥、「對於我所說的話，你大概已經全部裝進你的腦海中。因此，今夜你可以好好地睡，因為你已經可以自動醒來。」

暗示①是讓其想起排尿，以描繪的方式引起對排尿的意象。暗示②是讓當事者能在睡眠中有這樣的感覺。暗示③是要喚起覺醒的內容。也就是使尿意與覺醒相連接，一旦有尿意時，人就可以立刻清楚地醒來。暗示④是要加強暗示的內容。

暗示⑤是要使當事者安心。患有夜尿症的孩子，比較容易害怕失眠，屬於不安定型的例子。因此，要讓孩子好好地睡穩。

暗示⑥是讓當事者不要刻意去達成暗示的內容。催眠暗示並不是要靠意圖性的努力去完成，而是要能夠自然而然的深入人心。如果是靠意圖性的努力而完成的暗示，其效果即有削弱的傾向。

一般而言，小孩子患有夜尿的比例較多。因此，在給予言語暗示時，對小孩子可以用小孩子的口吻來說，而對成人時，可以使用成人的口吻來說。

治癒時間大約十個星期

M小弟是小學六年級的學生，但是，他每天晚上都尿床。有時，叫他半夜起床上廁所，他都不起床，有時，叫他清晨起床，他也不肯。實在很讓人頭痛。三年級以前，這種方式都沒有用，因此，每天都被家裡嚴格限制攝取水分。由於夜尿量不少，即使是鋪在床上的塑膠袋也都難以承裝。他的功課平平，是位瘦瘦小小而略帶神經質的孩子。

聽父母的話，他於九點半準時上床睡覺。而他的父母於十二點睡覺時，順便叫他起床上廁所。每次被叫醒時，他總是茫茫然的到廁所排尿，由於意識模糊，馬桶常常弄得很髒。有時，十二點叫他起床，發現他已經尿床了。

在接受催眠療法後的第三個禮拜，他已經可以清醒地起床上廁所，不再像過去有夜尿的狀況。除了雙親忘記在十二點叫他起床以外，他都能於十二點準時起床，到白天也都沒有再排尿了。

這就是效果的呈現。第一，他可以順利地清醒。第二，上過廁所之後就不再排尿。

這二點通常是夜尿者有改善的情形。

到了第五個禮拜時，M小弟的母親興奮地說「這個禮拜他已經有二天自己會起床去上廁所」。因此，他可以說已經有了很顯著的進步。以有尿意就可以自動清醒為基礎，再做進一步的暗示。

同時，再進一步地，不要請雙親叫他起床去上廁所，讓他自己能自動清醒。因此，有必要加強他自己一定可以自動清醒的暗示。

爾後，尿床的情形漸漸地消失了。到了第十個禮拜，他已經不用每天晚上起床排尿。他的情形幾乎已經完全的改善了。

除了夜尿之外，頻尿以及在公共廁所就無法排尿的問題，也頗困擾人。此外，還有一種白天遺尿也與夜尿十分類似。根據我個人的經驗，要治好白天遺尿不是一件很容易的事。白天遺尿是排尿、排便失敗所引起的一種病症，這種病症會隨著年齡的增長不藥而癒。但是，過了學齡期的孩子，還有白天遺尿的情形時，就比較難以治療了。

頻尿，除了生理水分代謝異常之外，精神上的不安定也是一個原因。而心理上的排尿困難，是人際關際上的問題，因此，須要慢慢地進行心理調整。

(5)治療暈車、暈船

要坐車之前就會暈的理由

現代經濟發達，想要出國旅遊，實在是一件稀鬆平常的事。

因此，旅途中的運輸交通工具，已經成為生活中不可或缺的一項媒介。

不過，卻有不少人深受交通工具暈眩之苦。

試想，暈眩時汗流如珠，接下來的嘔吐之苦，不僅使自己身體不舒服，與你同行之人，也愛莫能助。

更慘的是海上旅行，長時間的暈船更是無法消受。不過，若是連搭公車及計程車都會暈眩的話，情況更爲嚴重。

身體移動的感覺及身體位置的知覺，要靠平衡感覺器、三半器官的絨毛所感覺到淋巴液的移動不順而引起的。這就是暈車之因。不過，也有許多人在尚未上車之前，就已經開始有暈車的現象了。事實上，三半器官的絨毛並沒有活動，但是，人卻會感到頭暈，這真是一個奇怪的現象。

此外，如嗅覺條件：聞到汽油味、油漆味，或聽覺條件，聽到引擎聲等……，都有可能引起頭暈。

暈車、暈船也稱為動搖病或加速度病，乃因急速動搖或加速動搖而使人頭暈之故。事實上，光是聞到汽油味、油漆味或聽到引擎聲，應該與暈車無關，不過，若再加上以下所敍述的心理狀況之後，就可能形成頭暈的現象了。

所謂心理狀況就是指在未上車前就已經開始頭暈的現象。這完全是種心理狀況的補助作用。

根據一份最新調查，有百分之二十六到二十八的小學生有暈車的毛病。

不要一直想「我會不會暈車」

想要解決暈車、暈船的問題，首先要先了解什麼是暈車、暈船，在什麼樣的狀況下，才容易產生暈車、暈船的問題。

暈車的人，第一個感覺通常是心情不舒服。呑口水、打哈欠、頭痛、臉色蒼白、四肢冰冷、冒冷汗、身體懶散、呼吸困難、嘔吐、目眩、對氣味敏感及脈搏加快等……，都是其症狀。

從生理學上來說，血壓上升、消化器官遲緩、血糖值上升、血液中的血糖量減少、血液的凝固時間縮短、尿液呈酸性或淋巴球減少等現象，也都是其症狀。

以上的症狀，都是因為自律神經的不安所引起的。它對身體引起了生理上的緊張，因而導致交感神經有過敏的狀態。

交感神經的過敏狀態與心理上的不安有很大的關係。例如，心中一直害怕著「我會不會暈車」，實際上這就是暈車最大的原因。即使並沒有動搖的狀況，交感神經還是由於太過緊張，因而無可避免地造成暈車的現象。

此時，若有「會不會暈車」或「若是暈車了怎麽辦」的心情，它就會形成一種心理暗示，這也是發生暈車的一種誘因。

解除暈車的方法

解除暈車有兩種方法。其一是在暈車之時，讓自己儘量放鬆。其二是針對暈車治以根本性的方法。一般而言，治療的方法多以後者為主，不過，若能知道前者，也不失為另一個方法。

（讓心情舒暢的方法）

如前所述，暈車是交感神經過敏的一種狀態，如果能讓它鬆釋，就可以解決此一困擾。因此，睡著是一種鬆釋的好方法。如果老師帶領小朋友乘車到博物館參觀，可以對暈車的小朋友實施以下的暗示：

「閉上眼睛，身體放輕鬆，再輕輕地吸一口氣，好，現在吐出來⋯⋯，好，再吸進去⋯⋯。

好像力量已經卸除，身體很輕鬆，肩膀下垂，看看。你會更加舒服。好，現在手臂也沒有力氣了。（讓身體完全地放鬆……。）你的身體現在感到很溫和、很舒服。手腳也沒了力氣，感到很輕鬆。（至此，可以使你完全放鬆。交感神經的過敏也完全鬆釋下來。如此一來，可以解除暈車的不快）。當你的身體完全放鬆之後，你的頭也開始茫然起來。你開始想睡了。好，好好地休息吧……。」

（根本性的治療法）

「（導入催眠後）現在，你坐上會暈車的車子上看看。首先，你已經看到那部車開過來了。我們現在走過去看看。車子漸漸地靠近我們了。（事實上，在上車之前，就已經開始暈車的人，須要用以下的暗示。『即使離車子很近，一點也沒有害怕的感覺，相反地，還覺得心中有些愉快的感覺呢』）。接著，你坐上車，感到輕鬆舒服。

好，車子已經開始動搖。雖然有一點動搖，可是你並不在乎，也不感到有什麽不舒服。你的心情很好，很舒服。

看看周圍的景色吧！街上的景象一目瞭然，你的視線十分良好。接著，再看看郊野，稻田、村舍，十分美好，對不對？（若此時乘巴士去遠足，可以以唱歌來讓人感到乘坐巴士是一件愉快的事）。

此時，引擎聲大了起來，可是你一點都不在乎，即使聞到汽油味，也沒有關係。你的心情是愉快的。若是看見別人似乎在暈車，你也不在乎。你的心情保持著平靜。

不久以後，已經到達目的地。這是一次愉快的乘車旅行，實在不相信過去竟有暈車的毛病。

從今以後，不論搭乘什麼樣的交通工具，你都會像這次一樣，不再害怕暈車，因為，你的心情是愉快而平靜的。

如果你的心情無法平穩下來，你最好先解除身上一切有束縛力的東西，讓全身自然地放鬆，你的心情自然而然會轉好，只要心情一好起來，就不會再有暈車的困擾了。」

最多只要十二次即可治癒暈車

根據我個人治療暈車的經驗，大部份的患者只要一次即可治癒，最多亦只要十二次即可治療。例如，×市某一教育機構中，經過三次的催眠暈療法之後，有百分之六十三・六的人表示效果顯著，有百分之十二・八的人表示有某些程度上的效果，而有百分之二十四・四的人則表示沒有效果。

此外，某一醫院員工在經過催眠暈療法之後，十九位中有十四名表示完全治癒，其它有三位是因為其有特殊原因而沒有治癒；有一位是暫時治癒，但不久之後又舊病復發，有一位是因失去聯絡，不知其狀況如何。這種成效可說十分良好。另有一機構的六十四名員工在經過催眠暈療法之後，有百分之九十・六的人表示完全治癒，有百分之六・三的人表示有某些程度上的效果，有百分之三・八的人表示沒有效果。

而某高級中學則採用自我催眠法，三十九名教師全部表示不再暈車。

關於所乘坐的交通工具，有一種官能症叫做關閉恐怖症。如果是乘坐可自由上下車的公車或計程車則沒有問題，如果是乘坐地下鐵、電車等有時間控制車門開關，或是因上了高速公路而無法自由上下車時，就會發生這種病症。

例如，有懼高症的人不敢搭電梯、坐飛機，這也是另外一種問題。有關閉恐怖症及懼高症的人，也可以利用暗示來減輕心理上的害怕。

(6)使小孩子喜歡讀書的方法

小孩子本來是喜歡讀書的

常有人向我訴苦「我的孩子好像不喜歡讀書，而且是一點也不喜歡」，還有的說「真不知道如何勉強不喜歡讀書的孩子讀書」。

一般而言，父母總為孩子不喜歡讀書而傷腦筋。雖然有許多孩子在漸漸長大之後會自動讀書，不過，大部份的小孩子似乎不熱衷唸書，倒是很喜歡坐在電視機前面，或捧著漫畫書看個不停。

不過，我們所謂的「讀書」，似乎只是指學校的課業而言。

孩子喜歡遊戲，他可以從遊戲之中學習到新的知識，孩子喜歡看電視，他可以從電視節目中獲得各種不同的知識，如果從這一方面來看，其實，孩子是很喜歡學習的，不是嗎？

然而，父母卻仍十分頭痛的說「小孩子不喜歡讀書」，這是怎麼一回事呢？根據孩子的說法是「一直囉嗦著看書、看書、看書，好煩」。

因此，反覆地強調看書，會使孩子的讀書熱忱下降。就像我們自己所喜歡的音樂或繪畫，即使再喜歡也受不了天天沈浸在其中，不曾離開過一刻。更何況孩子們正在看電視時，被叫去讀書，像這樣子的打擾，心不甘情不願的孩子才有問題呢！

由此可知，小孩子之所以不喜歡讀書，父母的原因可說是佔得相當的比例。

「親子共學」的益處及樂趣

那麼，父母該如何讓孩子對讀書有所興趣呢？

孩子的好奇心強，十分熱衷於追求新的知識。並且，孩子的記憶力強，若能經由正確的管道使其獲得新知，對孩子的未來很有助益。問題是：要如何巧妙地引領他進入讀書的領域呢？

根據過去研究如何引領孩子喜歡讀書的報告指示，千萬不要過份強迫孩子讀書。不過，大部份的孩子在入學前都喜歡玩耍，然後，一到了要入學時，父母才會說：「你趕快去做功課、去看書」，如此一來，想要培養孩子良好的讀書興趣是很困難的。

因此，我推薦了另一個方法，那就是父母能自動地坐到書桌前看書，不管看的是什麼書，只要坐在書桌前看書即可。由於孩子的模仿力很強，他自然而然地也會跟著父母一起做。並且，不要把唸書當成一件痛苦的事，儘量使小孩覺得讀書與遊戲一樣有趣，培養他有認識新知的好習慣。問題就可以逐漸地解決。

相反地，若父母自己在看電視，卻一味地斥責孩子不去看書，試想，孩子的心理會真正的願意嗎？因此，父母若能率先做個好榜樣給孩子看，即使以後不去催促他，他也會因為已經養成了良好的讀書習慣，而自動自發地唸書了。

用催眠使孩子喜歡唸書的方法

如前所述，可以用各種方法使孩子自動自發地唸書。不過，並不是每一個孩子都能這樣子，還是有許多不唸書的例子。

促使討厭讀書的小孩子，改變他的想法去唸書，可以說是一件很辛苦的事。於是，我利用催眠來改變孩子的讀書習慣。催眠的重點在於讀書的環境，也就是要改變讀書在孩子心目中的地位，引發在他心中讀書的強烈慾望。

相信大家都聽過這個故事：有一匹馬被主人帶到河邊，但是牠硬是不願張開口喝水。同樣地，若是孩子心中不情不願，即使叫他乖乖地坐在書桌前，他也靜不下心來看書。

「現在，你坐在書桌前。桌上有課本、筆記簿、鉛筆等。雖然你現在還不必唸書，不過，一想到等一下你就要唸書，或許你會感到煩。這就是你以往的心境。不過，從現在起，你的心情將不同於以往。你是否已經有了這種感受？

此時，你可以把教科書打開來看看。不過，首先還是先不要打開，拿著它，你會不會有想打開看看的想法？有嗎？有的。不過請再等一下，先聽我說的話。你的心中想要唸書了，這是因為你知道你一定做得到。並且，如果你做得到、做得好，你會很快樂的。

我知道，只要你一讀書，你是不會比別的小孩差的。你的能力是很優秀的。好，現在你想讀書了嗎？如果是，你可以把課本及筆記簿拿出來，打開它們，然後慢慢地讀，不要慌張，把問題好好地思考一次。

你不必太急，可以以輕鬆的心情來面對。或者，就好像在解答有獎猜謎一樣的心情。逐漸地，它有趣了起來。對。從現在開始，你將發現，過去一直討厭的書，並不是那麼令人厭惡，相反地，你發現唸書是一件有趣的事。」

以上是一位智商一百三十，成績卻不佳的A小弟，他的催眠錄音內容。也許其中有些太過複雜的地方，可以根據個人狀況加以刪減。不過，大部份的內容即以此說法為主。

第二次暗示的內容，大約與第一次的暗示大同小異，所不同的地方在於加強暗示他所喜歡的理科，使其興趣高昂，並且，降低他對於自己所沒有興趣的國文等科目的厭惡感，讓他試試以不討厭的心情面對看看。

一般而言，具體的暗示是比較容易出現效果的。

這個暗示的目的是使孩子對讀書更有一層喜愛的想法。而A小弟自從小學五年級就開始接受暗示，之後便進入高校就讀，如今，已是一位成功的社會人了。

興趣窄小的孩子

由喜歡讀書為基礎，衍生其它各種的效果，例如：集中精神、去除緊張、充分發揮能力、消除疲勞感等……，都是它的效果。

此外，有人覺得，催眠是不是可以增加記憶力呢？好，如果現在給予他「把這件事記牢」的言語暗示，他會有預期的效果出現嗎？事實上，加強記憶事件的「動機」才是讓他記住的不二法門。至於不喜歡讀書的孩子，在形式上而言，似乎是他們讀書的意願低。除了讀書之外，其它的遊戲在父母眼中都不是重要的，因此，父母總是催促孩子們唸書。

不過，最近又出現了一種很特別的例子。有的小孩子只喜歡看電視、打電動玩具，對於讀書毫無興趣。他們的興趣十分的窄小。「不喜歡讀書」、「毫無讀書慾望可言」是父母的抱怨。

遇到這樣的例子，可以給予「提起勁來做事」的言語暗示。更深一層的暗示如「你要面對現實去做你該做的事」，是以訓練他有正確面對困難、解決事實的能力為目的。這就是前面所談過的偏食篇中提過的，現實性獲得訓練」。

(7)怯場的對策

怯場的正面效果及負面效果

想必大家一定都有此一經驗：「不知為什麼，總是怯場得很。」

無論是在舞台上，或運動場上，不知為了什麼，總會有點怯場、有點緊張，甚至焦慮，因而影響到自己的心情，無法發揮出平時的實力。

怯場時，會有心悸、雙腳發抖、腦充血及透不過氣的感覺，這些都是身心過於緊張的關係。

其實，緊張可以提高活動的效果。例如，在火災現場，人的能力可以發揮到平時所無法發揮出來的地步。因此，小小的緊張，反而有助於能力的發揮。當做事心不在焉時，旁人通常會說「再加點油，不要這樣毫不在乎的樣子，也就是要加強人的緊張性。

但是，不必要的緊張一旦出現，也會影響到我們，這就是負面的影響了。

必要緊張、不必要緊張

「至少也要發揮平時的實力吧！」有不少因緊張而挫敗的運動員及學生會這麼說。

要防止怯場而引起的焦慮，最主要的是要去除不必要的緊張。

「留下必要的緊張，而去除不必要的緊張」，似乎是件難事。但是，只要鬆釋自己的緊張，就可以達到真正的效果。因為鬆釋自己的緊張，可以防止過度熱量的消耗，還可以集中自己的精神。這特別是運動員所必須的。

就理論上而言，肌肉在緊張狀態中會呈逆向的運動，因此，只要使肌肉不呈逆向運動，就可以減輕緊張的可能。

至於心理上的緊張，是大多數人的心結。因此，運動員的肌肉緊張不是主因，只要自己身心好好鬆釋即可。

總而言之，只要放鬆身心，就可以減輕怯場及焦慮。不過，前題則是要專注的投入才行。

考試屢敗的I小弟

I小弟於幼稚園時期曾接受智力測驗，得知其IQ在一百五十以上，現在是位十分優秀的中學生。在校成績很好，只是在期末考時總會失常。老師也覺得很奇怪，平日成績十分優秀的I小弟，一到大考時，就會失常。

I小弟說：「是什麼原因，我並不知道。可是，一到大考時，頭腦中好像有什麼東西升上來似的。」有一次模擬考試，他考得十分糟糕，於是，他來找我，告訴我：「明年我就要參加高中聯考，我不能再失敗了。」

平時，I小弟的成績很好，但每當遇到大考時，他幾乎已經呈現了無能為力的狀況。

由I小弟的談話中，可以得知，他的父母給他很大的壓力，使他在考試時相當不安。

從小，I的表現就很好，因此，父母對他的期望很高。希望他努力上進、希望他考上好學校、希望他成為名人、偉大的人……。但是，即使現在再改變父母的言語也沒有用，因為父母的話已經根深蒂固的埋在I小弟的心底，因此，現在所能做的，即是針對I小弟內心的一番調適。

第一步——身心鬆釋

第一步是要他學習順利地放鬆身心。首先，先引導他進入催眠。導入後，再以放鬆他的身心為重點，一一給予暗示，特別是肩膀及脖子的緊張更要去除，方能有效地使其完全輕鬆。待肌肉完全放鬆之後，再進行以下的暗示，以期加深暗示的效果。

「現在你的身心已完全鬆釋下來了。你的心情十分悠閒，對嗎？身體快樂，心理也快樂，完全地放鬆，感覺很舒服。」

以上的暗示是為了使他在身心上都能完全地鬆釋。接著，以簡單的信號，讓他自己自然的呈弛緩狀態。在此所用的方法是讓他自己自然地放鬆肩膀的方法。只要肩膀的肌肉能放鬆，全身的肌肉也較易放鬆。接著，再給予催眠練習，使之與放鬆練習互相交替（稱為條件反射」，確實地製造放鬆的狀態。

第二步——取消不安感

在去除緊張之後，有不少人已能發揮出正常的實力。但是，I小弟的情形，只靠這樣，還沒有辦法去除。因此，再採取下一步的方法，這個方法稱為行動療法，亦即系統的脫感。

列舉幾個會讓I小弟怯場的場面，並且，依其不安程度以順序排列。結果如下。①～⑧的怯場越後面則越強。

①、上課時被指名回答。

②、上課中自己舉手回答。

③、隨堂小考。

④、學生會司儀。

⑤、實力測驗。
⑥、期末考試。
⑦、升學模擬考試。
⑧、入學測驗「高中、大學聯考」。

依照以上結果，再進行第一步以後的第二步——以消除其不安與怯場為目的。暗示如下。

「把肩膀完全鬆釋、卸除力量，穩定下來。然後，浮現出第一個場面，在你的腦海中。現在，那時的心情，你可以強烈的感覺到。宛如現在你正在做一樣。那個場面是很清楚的。與往常一樣，若有不安及怯場出現，就把肩膀垂下。更加鬆釋力量，如此一來，不安及怯場就會慢慢地消失。好，現在試試。」

接著，以如此的方法，從第一到第八，慢慢地練習去除不安及怯場。

事實上，這是一種利用想像力來做為暗示的練習。從①到④，都能消除不安。⑤亦是以同樣暗示來消除其不安。不斷以垂下肩膀做為練習。

而I小弟亦一點一滴地接受了暗示的內容。

第三步——入學測驗

I小弟主要的困擾在於升學考試時的失常，因此，接下來要進行的是想像附加練習。一般而言，這種方式稱為想像、心理技法。

和第二步不同，第三步是在催眠之中，描繪實際情形，將不可能的事一一克服。而第二步著重在消除緊張，慢慢地使其提高害怕的抵抗率。

「這是大學聯考的考場，考生們都很緊張、不安。現在，讓我們進入考場。教室裡已經有很多考生坐著。你把肩膀垂下，坐下。

現在，考試即將開始。老師拿著考卷走進來，教室由喧嘩轉成寂靜。一如往昔，你的心情十分緊張，但是，如今的你，卻保持著穩定、寧靜的心情。並且，當試卷發下時，你的心情也很輕鬆。靜靜地閉上眼睛，垂下肩膀。所有的心情都穩定下來，頭腦也穩定下來。現在，你可以穩定地開始作答。

練習以上的想像空間，宛如置身考場，但是，卻能發揮自己的實力。

之後I小弟順利地考上高中。

此外，在種種會場中怯場的場面，如舞台、運動場等……，都可以配合這樣的練習。

大人怯場的對策

如前所述的對策，大都是針對高中以下的學生所做的練習。至於成人，與其使用他人催眠法，不如使用自我催眠法或新自律訓練法來得有效。

下面所要提到的怯場，指的是與人見面、交談時，會臉紅及口吃等……問題的怯場。而這種怯場，主要是因為心理壓力過高，如果不做好就會完蛋，因此，太過緊張，才會造成怯場的局面。所以，只要安定不安及慌忙的心情，怯場就可以解除了。

(8)治療臉紅的方法

為了什麼臉紅呢？

極端討厭面對公衆場合的人，以日本人居多。因為，面對大衆而會臉紅，因此，才不願面對大眾。然而，到我這兒要求醫治的人之中，以「紅臉症」的問題最為嚴重。

不論是誰，站在別人的面前，意識著別人的目光正向著自己，都會感到緊張、笨拙。除了厚臉皮及習慣置身大眾的人之外，大概沒有一個人會不感到緊張的。

因此，稍稍緊張或因意識到他人之目光而緊張者，其實也不必太過介意。

具體來說，這種「紅臉症」，應該是每一個人都會有的經驗。這是因為意識到他人的目光而自我緊張之故。

然而，若是已到了如陷入陷阱中的蟲獸般的情況，就值得注意了。

例如，有人說：「在別人面前，血液都凝住了。」或「不行、不行、又臉紅起來了。」等不知如何是好的心情，就是「紅臉症」的實例。

此外，經常臉紅的人，不必等到真正面對大眾，只要一想起等一下見到人又會開始臉紅，就覺得擔心，這種情形稱為預期不安症。

由於害怕出現在人的面前，因此，形成了一種叫做對人恐怖的情形。這種對人恐怖的情形，例子是越來越多了。

所謂臉紅，就生理上的變化而言，就是指臉上的血液流通，毛細管擴張，連表面都流通著血液，因此，血色透過皮膚，呈現出臉紅的狀態。

像這種血液流通的變化，稱為血管運動。這是受到了自律神經的影響所致。自律神經的功能是使交感神經呈現神經興奮的狀態。而在交感神經興奮的狀態下，身體表面的毛細管會收縮，因而使得手腳較為冰冷。而手腳的血液在此時就會流到臉部，使得臉上因充滿著血液而呈現紅咚咚的樣子。

根據以上的研究，我便推薦大家使用自我催眠及新自律訓練法，運用副交感神經使臉部的血液流到手腳，以改善臉紅的困擾。

但是，以下敍述的是他人催眠的方法。

俊男美女多「紅臉症」

H先生到我這兒來請求幫助是在他大學畢業後的第二年春天。大學畢業後，他便在某銀行就業。一切看來十分順利，卻在半年後的辭職中亮起了紅燈。因為H先生容易害羞，實在沒有辦法再繼續工作。爾後，他也在出版社、商店及證券公司等地方陸續工作，但都因為臉紅、害羞而無法勝任愉快。

H先生開始因臉紅而煩惱是在他國中一年級的時候。當時的他，是個初進中學的孩子，外表看起來天真無邪，事實上，這正是他開始邁入青年期的階段。因此，有許多一般人不足為奇之事，在他的眼中，卻有著千奇百怪的想法。

H先生曾在英文課堂中舉手回答老師的問題，卻將 SCHOOL 唸成 SCOLE，雖然這是受到當時某一廣告的影響而不小心唸錯了，但那時班上有一位同學模仿他錯誤的發音，引起全班哄堂大笑；因此，H先生當場難為情的臉紅了起來。

自此以後，他開始不時地想起臉紅的事情。然後，他的臉在不知不覺中就開始紅起來。有時，他會擔憂下一次萬一又臉紅，那該怎麼辦才好？

H先生皮膚白皙，每當臉紅時，很容易被人發覺，不像膚色黑的人，還比較不容易被人發覺臉紅。一般而言，受到臉紅困擾的人，大半是俊男美女。大家一定覺得很奇怪，俊男美女該是人羨人慕的，為什麼他們反而容易受到臉紅的困擾呢？根據我的經驗，有「紅臉症」的女孩子大半皮膚清麗，是水準以上的美女。

例如，H先生也是俊男型的人物。但是，由於害羞，使得他無法自由地過社會生活，連銀行的工作也無法勝任了。

使血液流暢並且丟開拘泥

容易臉紅的人對於自己的害羞有著異常的拘泥。雖然別人會說:「你不必那麼介意呀!」，但是，這句話卻沒有辦法在他的心中引起效果。

一般而言，精神官能症的患者，十分介意身邊所出現的大大小小的事。「紅臉症」的人也十分介意自己的臉紅，十分介意別人會怎麼看、怎麼想他。並且，又會擔心自己的臉怎麼又紅了起來，如此不停的擔憂著。

如前所述，所謂預期不安，指的是尚未出現在別人面前時，就事先揣想，到時候萬一又臉紅該如何是好?想著想著……不覺又臉紅了起來。

如前所述，臉紅的原因是頭部、臉部的血液循環大增，臉部的毛細血管擴張，將血液流通到臉的表面。

因此，臉紅可以說是由血管運動所引起的。血管運動是接受自律神經系統的支配的，而這也是因為緊張或運動而使得熱能消耗的交感神經優位的狀態所致。這種狀態會使手腳的毛細管收縮，因此，臉紅時，手腳都是冰冷的。

所以，如果是對溫度較為敏感的人，從室外走到室內，臉就會紅起來了。

諸如以上的種種敍述，包含著關於血管運動的問題，而這也是在治療中所採用的重點。

如前所述，「紅臉症」的兩大因素是「太過拘泥」以及「血管運動」的問題。因此，我們要從這兩大因素著手，或至少從其中一項著手。從這個意義上來說，我認為最好從自我催眠及新自律訓練法著手。因為它可以解決拘泥及血管運動兩大因素。

至於以他人催眠來治療「紅臉症」，這兩大因素也是治療的重點。

治好「紅臉症」而成為一流推銷員的H先生

首先，將H先生導入催眠中，充分地放鬆其身心。例如，使其肩膀垂下，有助於放鬆其身心。像這樣的練習進行了三個禮拜之後，H先生已能隨時隨地放鬆自己的身心，使自己的身心完全輕鬆、舒適。在練習之中，我根據H先生所害羞的事情的強弱，做了一個計劃表，其階段如下。從①到⑨的不安感愈來愈強。

①、與家人談話時突然臉紅。

②、與學生時代的好友S見面時。

③、鄰居小孩子跑來與自己談話時。
④、與陌生人相處時(以下相同)。
⑤、鄰居大人。
⑥、工作同事。
⑦、工作上司。
⑧、女性。
⑨、顧客。

在引導其進入催眠後，開始使其想像著與以上這些人見面的情景。催眠中的想像力有著極強烈的現實感，甚至比一般想像中更會發生不安的現象。此時，要讓他卸除力量，肩膀放鬆地垂下。如此的方法，一次可使用三個階段。例如①、②、③一組，在第一階段可以穩定時，再以②、③、④為下一組。而最後的⑦、⑧、⑨亦是先以⑧、⑨為一組，再以⑨為最後一組。

像以上以階段式的方法來解除不安的狀況，稱為脫感作式的方法。一般而言，只要使用這個方法，大半都能治癒。但是，由於H先生的情形比較嚴重，仍然沒有辦法完全治癒。

於是，以脫感式的方法進行到第四週時，開始將脫力與手腳的溫度互相連接：充分運用脫力使手腳的毛細管擴張，血液方能流暢，此外，根據自律神經的功能，也可以防止血液過度向頭部集中。

當這個練習起了效果時，就會有些微的變化。最初的變化為：即使臉紅，也不會心中慌忙，並且，能以較為輕鬆的態度面對。這就是拘泥開始溶入的徵候。接著，我再施予以下的手續。

到了第七個禮拜，臉紅的現象已經逐漸降低。一直到第九個階段時，即使再有臉紅的現象已經完全不去介意了。而真正要治臉紅的問題，則是時間的問題了。實際上，H先生現在正擔任某公司的推銷員呢！

事實上，人會臉紅是因為個人的緣故，不過，也是因為周遭的人才會讓他臉紅。而從事推銷一職的H先生，在面對顧客臉紅時，也能體會為什麼顧客會臉紅，就是把過去自己的心境將心比心，因此，更能幫助他在工作上的順利。由此可知，若能善加運用，過去的種種經驗，可以替現在的立場多添一份智慧。

(9)催眠範圍無遠弗屆

在我的經驗中，能夠治療的困擾不勝枚舉。因此，在此我只簡單地列舉出可以運用催眠療法來治癒的幾個例子。

①、矯正口吃

口吃可以說是困擾最多的問題之一。我們曾經研究過 speech（因人多而口吃、說不出話來）的問題。這是因為害怕自己話會說不好，由於越這麼想，真正就會越說不好。這也是運用脫感作法就可以治癒的。

②、治療痔瘡

此時，最好使用深度催眠以及直接暗示較為有效。而這樣治癒的例子也不在少數。像這種情形，使用自我催眠法或他人催眠皆可。

③、治療不感症、不能症

以催眠治療不感症、不能症，是十分有效的方法，雖然目前性已經獲得解放，不過，仍然有性壓抑傾向的人大有人在。一般性壓抑的問題都是心理上的問題居多，因此，最好從這一方面著手為佳。

在我的治療經驗中，有一個例子是較難治癒的。經過我詳細的調查得知，由於他們夫婦臥室的隔壁就是婆婆的臥室，起初，夫婦二人儘量降低聲音，但久而久之，已經失去了歡樂而有不感症的情況。

像這樣的例子，使用想像力來治療也沒有效果。後來，聽說夫婦二人買了房子而與婆婆分開居住，不感症的情況自然而然地改善了。這算是我使用催眠療法治療時，失敗的例子之一。於是，我也學會了在治療之前，要客觀地考慮各種確切的條件。

以上所舉的這個例子，可以說是一種心理上的外傷，因此，想要確切恢復，忘記以前的事，就心理而言，不是一件容易的事。所以，治癒的有效方法大概就是因為搬離了原來的家吧！

④、復建眼科、牙科

腦性復建可以使用催眠法治療。而動作訓練法也可以治療。

至於視力障礙方面，使用催眠法治療近視的例子亦不少。而近來，也運用在牙科治療。

例如，美國也開始運用催眠法。如簡單手術中所使用的無痛暗示、牙科中鎮定不安及厭倦感。

在日本使用催眠法來幫助牙科問題的情形亦很多。在醫學中，牙科算是使用催眠最多的一科了。

⑤、因壓力而來的成人病——胃潰瘍、十二指腸潰瘍、過敏症

醫學上在研究精神身體醫學中，催眠法也時常派上用場。像現在這個複雜的社會，人人負擔著極大的精神壓力，精神影響到肉體的健康，因而想要治好這一類的身心病，最好先從解開心理糾葛開始治起。此時，並不是說只有催眠法才是唯一的萬靈丹，只是使用催眠法可以做較為有效及快速的治療。

至於胃潰瘍及十二指腸潰瘍也可以使用催眠法來治療。當然，並不是說催眠法可以完全地治好胃潰瘍，如前所述，這一類的病症大半來自心理糾葛，因此，催眠對於心理上的治療，較能顧及。

就另一方面而言，由於這一類的病症大半來自心理上的糾葛，如果只是利用手術或藥物來治療，或許這一次的病治好了，但心理上的因素卻尚未去除，仍然有再次病發的可能。像

這一類因心理上的因素而影響到身體的健康，一般稱為心因性疾病。

與心理因素有關的病症還包括了頭痛、風濕關節炎、本態性高血壓、氣喘、神經性食慾不振、過敏性等……，都屬於精神身體醫學的範圍。

過敏的問題與皮膚科有關，不過，除了斑疹這一類過敏性的病症之外，其它如紅斑、水腫、充血、原形脫毛、濕疹、搔癢症等……，亦包括在內。

⑥、治療神經官能症

在精神科中，催眠對於治療精神官能症頗為有效。不過，對於精神科中的精神病卻不太有效。雖然偶爾也有治癒精神病的報告出現，但是，與治癒精神官能症比較起來，效果顯然略遜一籌。

⑦、矯正舊習慣

催眠也可以治療不好的舊習慣。如前所述，口吃及尿床的問題亦可治癒。除此之外，如咬指甲、臉面抽筋等……，亦可治癒。

⑧、矯正拒絕上學、酒精中毒

最近，有越來越多的學生拒絕上學。由於學生們並沒有直接找我談，因此，還不知道不去上學的原因何在。不過，大體說來，多少與適應社會生活及其形成的個性問題有關。

類似的問題，如成人拒絕上班，最近也有增多的趨勢。此外，如酒精中毒等……，也可以算是類似的問題。酒精中毒的人大半活在幻覺之中，由於酒精侵入腦部神經，也可以說是屬於精神方面的問題。這一類的例子大半是因為對於社會生活不適應，因此，把心中的苦悶寄託在酒精之中，反而造成更多的社會問題。

像這種不適應社會生活的例子，最好的方法就是提高他參入社會生活的興趣，培養他的勇氣。而這一類的病症若使用催眠來治癒，還不如使用有階段性的訓練，亦即所謂的現實性獲得訓練來得有效。

在社會現象中，還有一種是反社會的問題。由於我尚未接觸到這一類的問題，因此，沒有更進一步的說明。所謂「反社會」指的是經常性違反社會生活、法律的一種行徑。

催眠健康法——正確而有效的運用

如前所述，催眠所能利用的範圍無遠弗屆，但是，在此我要再三地強調，並不是任何的病症都可以以催眠治癒。適當使用催眠，可以消除心理上的糾葛，修正行動上的偏差。

催眠並不是治療病症的唯一方法。一般而言，有人在請求我幫忙的時候，我會事先詳細地詢問他的情形，然後，再根據他的情形決定使用哪一種方式治療最為有效。此時，若是適用於催眠法，再給予種種必要的暗示。

若能正確的使用催眠法，的確可以治癒許多疑難雜症。不過，若未能正確使用，可能會帶來許多不必要的痲煩。錯誤的使用催眠，不僅會帶來許多不必要的困擾，而且還會直接影響到別人對催眠有不艮的印象。事實上，在推行催眠的過程中，就有因為對催眠懷有強烈期待，而後造成反動性的非難催眠效果的例子。

現在社會的壓力大，因此，人人對於精神健康的關注十分高昂。我不希望因為錯誤的使用催眠而降低了它真正有利的效果。因此，正確而有效的使用催眠，正是從事以科學角度來開發催眠的學者所一致期盼的心願。

尾聲

還有一些是我想提出來與各位分享的。

本書的目的在於使各位輕鬆的閱讀，以期多多增加對催眠的正確認識。這或許是一個比較有野心的企圖吧！由於我希望的是「大衆化」、「普及化」，因此，對於催眠的學術問題較少提及，大半提及一些較為簡易的問題，以便大家對催眠的入門有所認識。

如果各位是抱著看魔術的好奇心態來閱讀本書，可能會有所失望，不過，我希望各位能夠了解我寫這一本書的苦心。

催眠並不是什麼不可思議的東西，只有巧妙的運用，才能達到有效的成果。

至於研究催眠的熱潮，再也沒有比以科學問題看待之更恰當的研究了。儘管現在研究催眠要比過去三十年來更為熱烈，不過，若說要對催眠有充分的理解，則尚距離遙遠。

至於熱心研究催眠的學者，大半年事已高。年輕一代的學者則因旁事繁複，亦無法專心研究。

因此，這是一個十分遺憾的現象。年事高者因身體健康之故，無法投注完全的心力研究，而年輕一代的學者仍少之又少。

方興未艾的催眠問題因而又有中斷的趨勢。事實上，催眠的價值性極高，並且，當此注重「人性科學」及「心理問題」、「身心問題」的現代社會，有力研究催眠是十分必要的。

總而言之，此書的最大目的，在使更多的人能夠了解催眠的正確意義及使用方法。同時，也希望藉著此書，能夠引起大家對催眠的興趣，更熱切盼望更多的人願意從事研究催眠的工作。使催眠研究工作能夠擴展、延續，以期達到催眠真正的價值所在。

大展出版社有限公司	圖書目錄
地址：台北市北投區(石牌) 致遠一路二段 12 巷 1 號 郵撥：0166955～1	電話：(02)28236031 28236033 傳真：(02)28272069

・法律專欄連載・電腦編號 58

台大法學院　　法律學系／策劃
　　　　　　　法律服務社／編著

1. 別讓您的權利睡著了 1　200 元
2. 別讓您的權利睡著了 2　200 元

・秘傳占卜系列・電腦編號 14

1. 手相術	淺野八郎著	180 元
2. 人相術	淺野八郎著	180 元
3. 西洋占星術	淺野八郎著	180 元
4. 中國神奇占卜	淺野八郎著	150 元
5. 夢判斷	淺野八郎著	150 元
6. 前世、來世占卜	淺野八郎著	150 元
7. 法國式血型學	淺野八郎著	150 元
8. 靈感、符咒學	淺野八郎著	150 元
9. 紙牌占卜學	淺野八郎著	150 元
10. ESP 超能力占卜	淺野八郎著	150 元
11. 猶太數的秘術	淺野八郎著	150 元
12. 新心理測驗	淺野八郎著	160 元
13. 塔羅牌預言秘法	淺野八郎著	200 元

・趣味心理講座・電腦編號 15

1. 性格測驗① 探索男與女	淺野八郎著	140 元
2. 性格測驗② 透視人心奧秘	淺野八郎著	140 元
3. 性格測驗③ 發現陌生的自己	淺野八郎著	140 元
4. 性格測驗④ 發現你的真面目	淺野八郎著	140 元
5. 性格測驗⑤ 讓你們吃驚	淺野八郎著	140 元
6. 性格測驗⑥ 洞穿心理盲點	淺野八郎著	140 元
7. 性格測驗⑦ 探索對方心理	淺野八郎著	140 元
8. 性格測驗⑧ 由吃認識自己	淺野八郎著	160 元
9. 性格測驗⑨ 戀愛知多少	淺野八郎著	160 元
10. 性格測驗⑩ 由裝扮瞭解人心	淺野八郎著	160 元

11.	性格測驗⑪ 敲開內心玄機	淺野八郎著	140元
12.	性格測驗⑫ 透視你的未來	淺野八郎著	160元
13.	血型與你的一生	淺野八郎著	160元
14.	趣味推理遊戲	淺野八郎著	160元
15.	行為語言解析	淺野八郎著	160元

・婦幼天地・電腦編號 16

1.	八萬人減肥成果	黃靜香譯	180元
2.	三分鐘減肥體操	楊鴻儒譯	150元
3.	窈窕淑女美髮秘訣	柯素娥譯	130元
4.	使妳更迷人	成 玉譯	130元
5.	女性的更年期	官舒妍編譯	160元
6.	胎內育兒法	李玉瓊編譯	150元
7.	早產兒袋鼠式護理	唐岱蘭譯	200元
8.	初次懷孕與生產	婦幼天地編譯組	180元
9.	初次育兒12個月	婦幼天地編譯組	180元
10.	斷乳食與幼兒食	婦幼天地編譯組	180元
11.	培養幼兒能力與性向	婦幼天地編譯組	180元
12.	培養幼兒創造力的玩具與遊戲	婦幼天地編譯組	180元
13.	幼兒的症狀與疾病	婦幼天地編譯組	180元
14.	腿部苗條健美法	婦幼天地編譯組	180元
15.	女性腰痛別忽視	婦幼天地編譯組	150元
16.	舒展身心體操術	李玉瓊編譯	130元
17.	三分鐘臉部體操	趙薇妮著	160元
18.	生動的笑容表情術	趙薇妮著	160元
19.	心曠神怡減肥法	川津祐介著	130元
20.	內衣使妳更美麗	陳玄茹譯	130元
21.	瑜伽美姿美容	黃靜香編著	180元
22.	高雅女性裝扮學	陳珮玲譯	180元
23.	蠶糞肌膚美顏法	坂梨秀子著	160元
24.	認識妳的身體	李玉瓊譯	160元
25.	產後恢復苗條體態	居理安・芙萊喬著	200元
26.	正確護髮美容法	山崎伊久江著	180元
27.	安琪拉美姿養生學	安琪拉蘭斯博瑞著	180元
28.	女體性醫學剖析	增田豐著	220元
29.	懷孕與生產剖析	岡部綾子著	180元
30.	斷奶後的健康育兒	東城百合子著	220元
31.	引出孩子幹勁的責罵藝術	多湖輝著	170元
32.	培養孩子獨立的藝術	多湖輝著	170元
33.	子宮肌瘤與卵巢囊腫	陳秀琳編著	180元
34.	下半身減肥法	納他夏・史達賓著	180元
35.	女性自然美容法	吳雅菁編著	180元
36.	再也不發胖	池園悅太郎著	170元

37. 生男生女控制術	中垣勝裕著	220 元
38. 使妳的肌膚更亮麗	楊　皓編著	170 元
39. 臉部輪廓變美	芝崎義夫著	180 元
40. 斑點、皺紋自己治療	高須克彌著	180 元
41. 面皰自己治療	伊藤雄康著	180 元
42. 隨心所欲瘦身冥想法	原久子著	180 元
43. 胎兒革命	鈴木丈織著	180 元
44. NS 磁氣平衡法塑造窈窕奇蹟	古屋和江著	180 元
45. 享瘦從腳開始	山田陽子著	180 元
46. 小改變瘦 4 公斤	宮本裕子著	180 元
47. 軟管減肥瘦身	高橋輝男著	180 元
48. 海藻精神秘美容法	劉名揚編著	180 元
49. 肌膚保養與脫毛	鈴木真理著	180 元
50. 10 天減肥 3 公斤	彤雲編輯組	180 元
51. 穿出自己的品味	西村玲子著	280 元

・青春天地・電腦編號 17

1. A 血型與星座	柯素娥編譯	160 元
2. B 血型與星座	柯素娥編譯	160 元
3. O 血型與星座	柯素娥編譯	160 元
4. AB 血型與星座	柯素娥編譯	120 元
5. 青春期性教室	呂貴嵐編譯	130 元
6. 事半功倍讀書法	王毅希編譯	150 元
7. 難解數學破題	宋釗宜編譯	130 元
9. 小論文寫作秘訣	林顯茂編譯	120 元
11. 中學生野外遊戲	熊谷康編著	120 元
12. 恐怖極短篇	柯素娥編譯	130 元
13. 恐怖夜話	小毛驢編譯	130 元
14. 恐怖幽默短篇	小毛驢編譯	120 元
15. 黑色幽默短篇	小毛驢編譯	120 元
16. 靈異怪談	小毛驢編譯	130 元
17. 錯覺遊戲	小毛驢編著	130 元
18. 整人遊戲	小毛驢編著	150 元
19. 有趣的超常識	柯素娥編譯	130 元
20. 哦！原來如此	林慶旺編譯	130 元
21. 趣味競賽 100 種	劉名揚編譯	120 元
22. 數學謎題入門	宋釗宜編譯	150 元
23. 數學謎題解析	宋釗宜編譯	150 元
24. 透視男女心理	林慶旺編譯	120 元
25. 少女情懷的自白	李桂蘭編譯	120 元
26. 由兄弟姊妹看命運	李玉瓊編譯	130 元
27. 趣味的科學魔術	林慶旺編譯	150 元
28. 趣味的心理實驗室	李燕玲編譯	150 元

29. 愛與性心理測驗	小毛驢編譯	130 元
30. 刑案推理解謎	小毛驢編譯	180 元
31. 偵探常識推理	小毛驢編譯	180 元
32. 偵探常識解謎	小毛驢編譯	130 元
33. 偵探推理遊戲	小毛驢編譯	130 元
34. 趣味的超魔術	廖玉山編著	150 元
35. 趣味的珍奇發明	柯素娥編著	150 元
36. 登山用具與技巧	陳瑞菊編著	150 元
37. 性的漫談	蘇燕謀編著	180 元
38. 無的漫談	蘇燕謀編著	180 元
39. 黑色漫談	蘇燕謀編著	180 元
40. 白色漫談	蘇燕謀編著	180 元

・健 康 天 地・電腦編號 18

1. 壓力的預防與治療	柯素娥編譯	130 元
2. 超科學氣的魔力	柯素娥編譯	130 元
3. 尿療法治病的神奇	中尾良一著	130 元
4. 鐵證如山的尿療法奇蹟	廖玉山譯	120 元
5. 一日斷食健康法	葉慈容編譯	150 元
6. 胃部強健法	陳炳崑譯	120 元
7. 癌症早期檢查法	廖松濤譯	160 元
8. 老人痴呆症防止法	柯素娥編譯	130 元
9. 松葉汁健康飲料	陳麗芬編譯	130 元
10. 揉肚臍健康法	永井秋夫著	150 元
11. 過勞死、猝死的預防	卓秀貞編譯	130 元
12. 高血壓治療與飲食	藤山順豐著	150 元
13. 老人看護指南	柯素娥編譯	150 元
14. 美容外科淺談	楊啟宏著	150 元
15. 美容外科新境界	楊啟宏著	150 元
16. 鹽是天然的醫生	西英司郎著	140 元
17. 年輕十歲不是夢	梁瑞麟譯	200 元
18. 茶料理治百病	桑野和民著	180 元
19. 綠茶治病寶典	桑野和民著	150 元
20. 杜仲茶養顏減肥法	西田博著	150 元
21. 蜂膠驚人療效	瀨長良三郎著	180 元
22. 蜂膠治百病	瀨長良三郎著	180 元
23. 醫藥與生活(一)	鄭炳全著	180 元
24. 鈣長生寶典	落合敏著	180 元
25. 大蒜長生寶典	木下繁太郎著	160 元
26. 居家自我健康檢查	石川恭三著	160 元
27. 永恆的健康人生	李秀鈴譯	200 元
28. 大豆卵磷脂長生寶典	劉雪卿譯	150 元
29. 芳香療法	梁艾琳譯	160 元

30. 醋長生寶典　柯素娥譯　180元
31. 從星座透視健康　席拉・吉蒂斯著　180元
32. 愉悅自在保健學　野本二士夫著　160元
33. 裸睡健康法　丸山淳士等著　160元
34. 糖尿病預防與治療　藤田順豐著　180元
35. 維他命長生寶典　菅原明子著　180元
36. 維他命C新效果　鐘文訓編　150元
37. 手、腳病理按摩　堤芳朗著　160元
38. AIDS瞭解與預防　彼得塔歇爾著　180元
39. 甲殼質殼聚糖健康法　沈永嘉譯　160元
40. 神經痛預防與治療　木下真男著　160元
41. 室內身體鍛鍊法　陳炳崑編著　160元
42. 吃出健康藥膳　劉大器編著　180元
43. 自我指壓術　蘇燕謀編著　160元
44. 紅蘿蔔汁斷食療法　李玉瓊編著　150元
45. 洗心術健康秘法　竺翠萍編譯　170元
46. 枇杷葉健康療法　柯素娥編譯　180元
47. 抗衰血癒　楊啟宏著　180元
48. 與癌搏鬥記　逸見政孝著　180元
49. 冬蟲夏草長生寶典　高橋義博著　170元
50. 痔瘡・大腸疾病先端療法　宮島伸宜著　180元
51. 膠布治癒頑固慢性病　加瀨建造著　180元
52. 芝麻神奇健康法　小林貞作著　170元
53. 香煙能防止癡呆？　高田明和著　180元
54. 穀菜食治癌療法　佐藤成志著　180元
55. 貼藥健康法　松原英多著　180元
56. 克服癌症調和道呼吸法　帶津良一著　180元
57. B型肝炎預防與治療　野村喜重郎著　180元
58. 青春永駐養生導引術　早島正雄著　180元
59. 改變呼吸法創造健康　原久子著　180元
60. 荷爾蒙平衡養生秘訣　出村博著　180元
61. 水美肌健康法　井戶勝富著　170元
62. 認識食物掌握健康　廖梅珠編著　170元
63. 痛風劇痛消除法　鈴木吉彥著　180元
64. 酸莖菌驚人療效　上田明彥著　180元
65. 大豆卵磷脂治現代病　神津健一著　200元
66. 時辰療法—危險時刻凌晨4時　呂建強等著　180元
67. 自然治癒力提升法　帶津良一著　180元
68. 巧妙的氣保健法　藤平墨子著　180元
69. 治癒C型肝炎　熊田博光著　180元
70. 肝臟病預防與治療　劉名揚編著　180元
71. 腰痛平衡療法　荒井政信著　180元
72. 根治多汗症、狐臭　稻葉益巳著　220元
73. 40歲以後的骨質疏鬆症　沈永嘉譯　180元

74. 認識中藥　松下一成著　180 元
75. 認識氣的科學　佐佐木茂美著　180 元
76. 我戰勝了癌症　安田伸著　180 元
77. 斑點是身心的危險信號　中野進著　180 元
78. 艾波拉病毒大震撼　玉川重德著　180 元
79. 重新還我黑髮　桑名隆一郎著　180 元
80. 身體節律與健康　林博史著　180 元
81. 生薑治萬病　石原結實著　180 元
82. 靈芝治百病　陳瑞東著　180 元
83. 木炭驚人的威力　大槻彰著　200 元
84. 認識活性氧　井土貴司著　180 元
85. 深海鮫治百病　廖玉山編著　180 元
86. 神奇的蜂王乳　井上丹治著　180 元
87. 卡拉 OK 健腦法　東潔著　180 元
88. 卡拉 OK 健康法　福田伴男著　180 元
89. 醫藥與生活(二)　鄭炳全著　200 元
90. 洋蔥治百病　宮尾興平著　180 元
91. 年輕 10 歲快步健康法　石塚忠雄著　180 元
92. 石榴的驚人神效　岡本順子著　180 元
93. 飲料健康法　白鳥早奈英著　180 元
94. 健康棒體操　劉名揚編譯　180 元
95. 催眠健康法　蕭京凌編著　180 元
96. 鬱金（美王）治百病　水野修一著　180 元

・實用女性學講座・電腦編號 19

1. 解讀女性內心世界　島田一男著　150 元
2. 塑造成熟的女性　島田一男著　150 元
3. 女性整體裝扮學　黃靜香編著　180 元
4. 女性應對禮儀　黃靜香編著　180 元
5. 女性婚前必修　小野十傳著　200 元
6. 徹底瞭解女人　田口二州著　180 元
7. 拆穿女性謊言 88 招　島田一男著　200 元
8. 解讀女人心　島田一男著　200 元
9. 俘獲女性絕招　志賀貢著　200 元
10. 愛情的壓力解套　中村理英子著　200 元
11. 妳是人見人愛的女孩　廖松濤編著　200 元

・校園系列・電腦編號 20

1. 讀書集中術　多湖輝著　150 元
2. 應考的訣竅　多湖輝著　150 元
3. 輕鬆讀書贏得聯考　多湖輝著　150 元

4. 讀書記憶秘訣　多湖輝著　150 元
5. 視力恢復！超速讀術　江錦雲譯　180 元
6. 讀書 36 計　黃柏松編著　180 元
7. 驚人的速讀術　鐘文訓編著　170 元
8. 學生課業輔導良方　多湖輝著　180 元
9. 超速讀超記憶法　廖松濤編著　180 元
10. 速算解題技巧　宋釗宜編著　200 元
11. 看圖學英文　陳炳崑編著　200 元
12. 讓孩子最喜歡數學　沈永嘉譯　180 元
13. 催眠記憶術　林碧清譯　180 元
14. 催眠速讀術　林碧清譯　180 元

・實用心理學講座・電腦編號 21

1. 拆穿欺騙伎倆　多湖輝著　140 元
2. 創造好構想　多湖輝著　140 元
3. 面對面心理術　多湖輝著　160 元
4. 偽裝心理術　多湖輝著　140 元
5. 透視人性弱點　多湖輝著　140 元
6. 自我表現術　多湖輝著　180 元
7. 不可思議的人性心理　多湖輝著　180 元
8. 催眠術入門　多湖輝著　150 元
9. 責罵部屬的藝術　多湖輝著　150 元
10. 精神力　多湖輝著　150 元
11. 厚黑說服術　多湖輝著　150 元
12. 集中力　多湖輝著　150 元
13. 構想力　多湖輝著　150 元
14. 深層心理術　多湖輝著　160 元
15. 深層語言術　多湖輝著　160 元
16. 深層說服術　多湖輝著　180 元
17. 掌握潛在心理　多湖輝著　160 元
18. 洞悉心理陷阱　多湖輝著　180 元
19. 解讀金錢心理　多湖輝著　180 元
20. 拆穿語言圈套　多湖輝著　180 元
21. 語言的內心玄機　多湖輝著　180 元
22. 積極力　多湖輝著　180 元

・超現實心理講座・電腦編號 22

1. 超意識覺醒法　詹蔚芬編譯　130 元
2. 護摩秘法與人生　劉名揚編譯　130 元
3. 秘法！超級仙術入門　陸明譯　150 元
4. 給地球人的訊息　柯素娥編著　150 元

5. 密教的神通力	劉名揚編著	130 元
6. 神秘奇妙的世界	平川陽一著	200 元
7. 地球文明的超革命	吳秋嬌譯	200 元
8. 力量石的秘密	吳秋嬌譯	180 元
9. 超能力的靈異世界	馬小莉譯	200 元
10. 逃離地球毀滅的命運	吳秋嬌譯	200 元
11. 宇宙與地球終結之謎	南山宏著	200 元
12. 驚世奇功揭秘	傅起鳳著	200 元
13. 啟發身心潛力心象訓練法	栗田昌裕著	180 元
14. 仙道術遁甲法	高藤聰一郎著	220 元
15. 神通力的秘密	中岡俊哉著	180 元
16. 仙人成仙術	高藤聰一郎著	200 元
17. 仙道符咒氣功法	高藤聰一郎著	220 元
18. 仙道風水術尋龍法	高藤聰一郎著	200 元
19. 仙道奇蹟超幻像	高藤聰一郎著	200 元
20. 仙道鍊金術房中法	高藤聰一郎著	200 元
21. 奇蹟超醫療治癒難病	深野一幸著	220 元
22. 揭開月球的神秘力量	超科學研究會	180 元
23. 西藏密教奧義	高藤聰一郎著	250 元
24. 改變你的夢術入門	高藤聰一郎著	250 元
25. 21 世紀拯救地球超技術	深野一幸著	250 元

・養 生 保 健・電腦編號 23

1. 醫療養生氣功	黃孝寬著	250 元
2. 中國氣功圖譜	余功保著	230 元
3. 少林醫療氣功精粹	井玉蘭著	250 元
4. 龍形實用氣功	吳大才等著	220 元
5. 魚戲增視強身氣功	宮　嬰著	220 元
6. 嚴新氣功	前新培金著	250 元
7. 道家玄牝氣功	張　章著	200 元
8. 仙家秘傳袪病功	李遠國著	160 元
9. 少林十大健身功	秦慶豐著	180 元
10. 中國自控氣功	張明武著	250 元
11. 醫療防癌氣功	黃孝寬著	250 元
12. 醫療強身氣功	黃孝寬著	250 元
13. 醫療點穴氣功	黃孝寬著	250 元
14. 中國八卦如意功	趙維漢著	180 元
15. 正宗馬禮堂養氣功	馬禮堂著	420 元
16. 秘傳道家筋經內丹功	王慶餘著	280 元
17. 三元開慧功	辛桂林著	250 元
18. 防癌治癌新氣功	郭　林著	180 元
19. 禪定與佛家氣功修煉	劉天君著	200 元
20. 顛倒之術	梅自強著	360 元

21. 簡明氣功辭典	吳家駿編	360 元
22. 八卦三合功	張全亮著	230 元
23. 朱砂掌健身養生功	楊永著	250 元
24. 抗老功	陳九鶴著	230 元
25. 意氣按穴排濁自療法	黃啟運編著	250 元
26. 陳式太極拳養生功	陳正雷著	200 元
27. 健身祛病小功法	王培生著	200 元
28. 張式太極混元功	張春銘著	250 元

・社會人智囊・電腦編號 24

1. 糾紛談判術	清水增三著	160 元
2. 創造關鍵術	淺野八郎著	150 元
3. 觀人術	淺野八郎著	180 元
4. 應急詭辯術	廖英迪編著	160 元
5. 天才家學習術	木原武一著	160 元
6. 貓型狗式鑑人術	淺野八郎著	180 元
7. 逆轉運掌握術	淺野八郎著	180 元
8. 人際圓融術	澀谷昌三著	160 元
9. 解讀人心術	淺野八郎著	180 元
10. 與上司水乳交融術	秋元隆司著	180 元
11. 男女心態定律	小田晉著	180 元
12. 幽默說話術	林振輝編著	200 元
13. 人能信賴幾分	淺野八郎著	180 元
14. 我一定能成功	李玉瓊譯	180 元
15. 獻給青年的嘉言	陳蒼杰譯	180 元
16. 知人、知面、知其心	林振輝編著	180 元
17. 塑造堅強的個性	坂上肇著	180 元
18. 為自己而活	佐藤綾子著	180 元
19. 未來十年與愉快生活有約	船井幸雄著	180 元
20. 超級銷售話術	杜秀卿譯	180 元
21. 感性培育術	黃靜香編著	180 元
22. 公司新鮮人的禮儀規範	蔡媛惠譯	180 元
23. 傑出職員鍛鍊術	佐佐木正著	180 元
24. 面談獲勝戰略	李芳黛譯	180 元
25. 金玉良言撼人心	森純大著	180 元
26. 男女幽默趣典	劉華亭編著	180 元
27. 機智說話術	劉華亭編著	180 元
28. 心理諮商室	柯素娥譯	180 元
29. 如何在公司崢嶸頭角	佐佐木正著	180 元
30. 機智應對術	李玉瓊編著	200 元
31. 克服低潮良方	坂野雄二著	180 元
32. 智慧型說話技巧	沈永嘉編著	180 元
33. 記憶力、集中力增進術	廖松濤編著	180 元

34. 女職員培育術	林慶旺編著	180 元
35. 自我介紹與社交禮儀	柯素娥編著	180 元
36. 積極生活創幸福	田中真澄著	180 元
37. 妙點子超構想	多湖輝著	180 元
38. 說 NO 的技巧	廖玉山編著	180 元
39. 一流說服力	李玉瓊編著	180 元
40. 般若心經成功哲學	陳鴻蘭編著	180 元
41. 訪問推銷術	黃靜香編著	180 元
42. 男性成功秘訣	陳蒼杰編著	180 元
43. 笑容、人際智商	宮川澄子著	180 元
44. 多湖輝的構想工作室	多湖輝著	200 元
45. 名人名語啟示錄	喬家楓著	180 元
46. 口才必勝術	黃柏松編著	220 元
47. 能言善道的說話術	章智冠編著	180 元

・精 選 系 列・電腦編號 25

1. 毛澤東與鄧小平	渡邊利夫等著	280 元
2. 中國大崩裂	江戶介雄著	180 元
3. 台灣・亞洲奇蹟	上村幸治著	220 元
4. 7-ELEVEN 高盈收策略	國友隆一著	180 元
5. 台灣獨立（新・中國日本戰爭一）	森詠著	200 元
6. 迷失中國的末路	江戶雄介著	220 元
7. 2000 年 5 月全世界毀滅	紫藤甲子男著	180 元
8. 失去鄧小平的中國	小島朋之著	220 元
9. 世界史爭議性異人傳	桐生操著	200 元
10. 淨化心靈享人生	松濤弘道著	220 元
11. 人生心情診斷	賴藤和寬著	220 元
12. 中美大決戰	檜山良昭著	220 元
13. 黃昏帝國美國	莊雯琳譯	220 元
14. 兩岸衝突（新・中國日本戰爭二）	森詠著	220 元
15. 封鎖台灣（新・中國日本戰爭三）	森詠著	220 元
16. 中國分裂（新・中國日本戰爭四）	森詠著	220 元
17. 由女變男的我	虎井正衛著	200 元
18. 佛學的安心立命	松濤弘道著	220 元
19. 世界喪禮大觀	松濤弘道著	280 元

・運 動 遊 戲・電腦編號 26

1. 雙人運動	李玉瓊譯	160 元
2. 愉快的跳繩運動	廖玉山譯	180 元
3. 運動會項目精選	王佑京譯	150 元
4. 肋木運動	廖玉山譯	150 元

國家圖書館出版品預行編目資料

催眠健康法／蕭京凌編著
－初版－臺北市，大展，民88
面；21公分－（健康天地；95）
ISBN 957-557-895-3（平裝）
1. 催眠術 2. 治療法 3. 健康法

418.984　　87016452

催眠健康法

ISBN 957-557-895-3

編 著 者／蕭　京　凌
發 行 人／蔡　森　明
出 版 者／大展出版社有限公司
社　　址／台北市北投區（石牌）致遠一路2段12巷1號
電　　話／(02) 28236031・28236033
傳　　真／(02) 28272069
郵政劃撥／0166955—1
登 記 證／局版臺業字第2171號
承 印 者／國順圖書印刷公司
裝　　訂／嶸興裝訂有限公司
排 版 者／千兵企業有限公司
電　　話／(02) 28812643
初版1刷／1999年（民88年） 3月
初版2刷／1999年（民88年） 6月

定　　價／180元

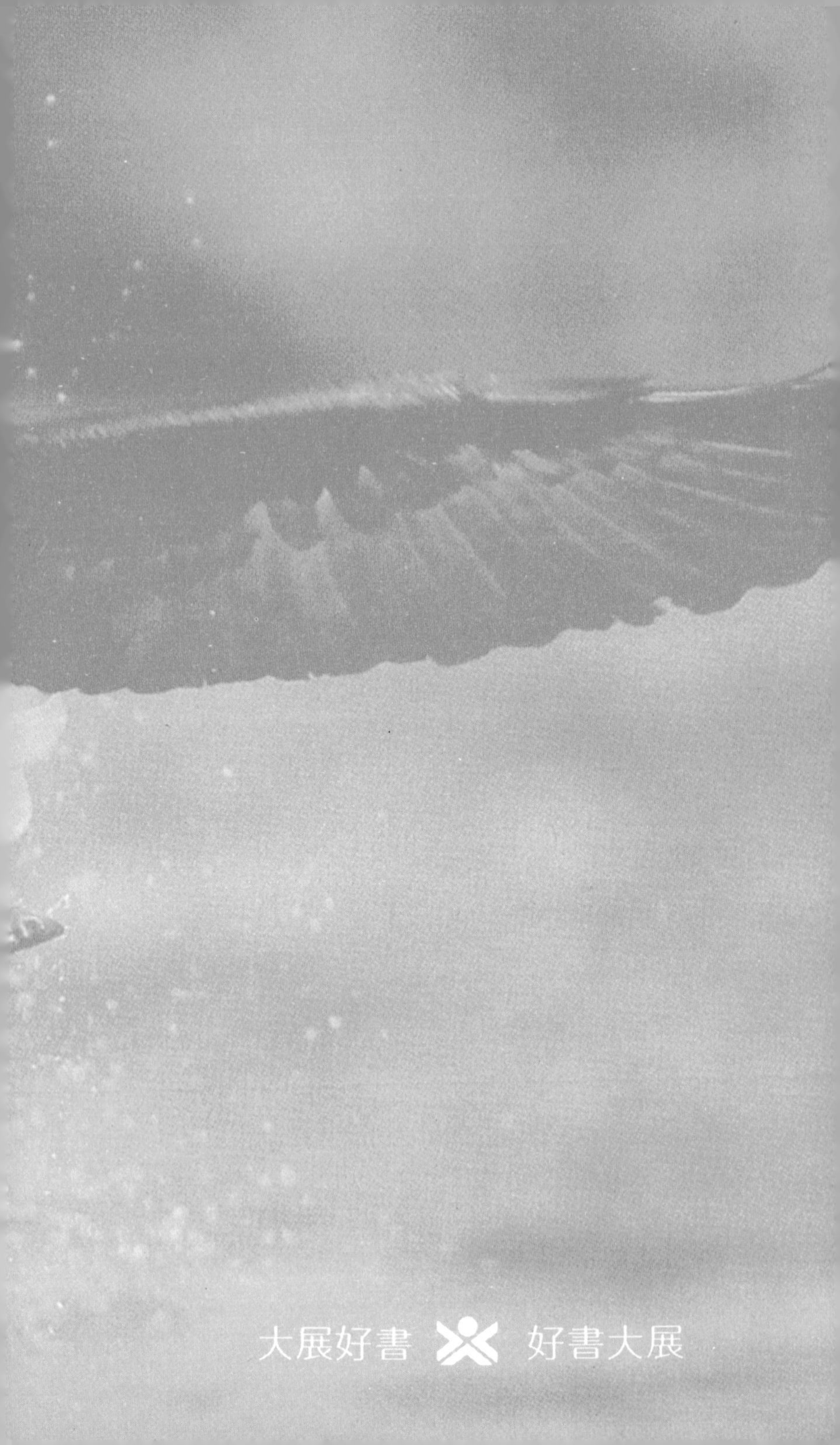
大展好書 好書大展

大展好書　好書大展

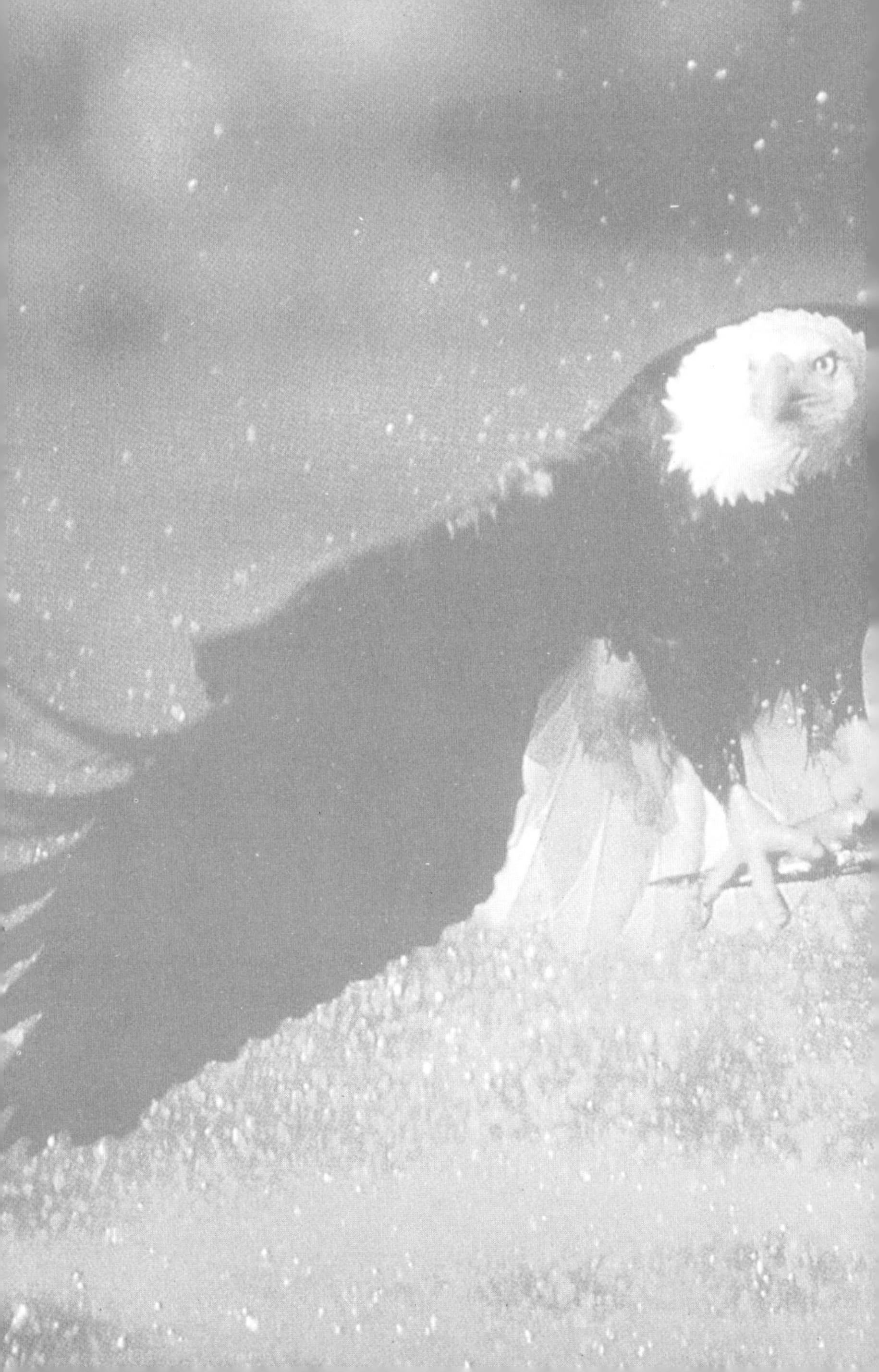